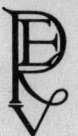

Der Autor

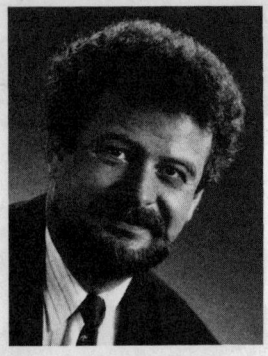

Ulrich Winterfeld wurde im Jahr der Währungsreform★ in der Nähe der Bank- und Äppelwoi-Metropole Frankfurt am Main geboren.

Nach glücklicher, unauffälliger Kindheit und Jugend studierte er Psychologie in seiner Heimatstadt und in Berlin (West), wo er nach dem Diplom sogar einen weitergehenden akademischen Titel (Dr. phil.) gewinnen konnte. Die dazu notwendige wissenschaftliche Arbeit über den «Straßenverkehr» und dessen Gefährdungen ist leider inzwischen in Vergessenheit geraten.

Hoffentlich nicht in Vergessenheit geraten sind seine zwei bisher erschienenen Bücher «Satiren für Kenner» (Englisch-Verlag, Wiesbaden, 1985) und sein wissenschaftliches Kohl-Buch mit dem Titel «Was wollte uns der Bundeskanzler damit sagen?» (gleicher Verlag, 1986).

Wie sagte Dieter Hildebrandt doch so richtig im Vorwort zu Winterfelds erstem Buch: «Man muß W. lesen, um zu der inneren Fröhlichkeit und der Zuversicht zu gelangen, die unsere Regierung so dringend von uns erwartet.»

Dem ist nichts hinzuzufügen.

Außer: Der Autor lebt seit 1980 in der weißblauen Landeshauptstadt, geht täglich einem ordentlichen Beruf nach und hat zumindest beruflich nichts mit Sex zu tun.

★ Achtung! Dies ist die erste Wissensfrage des Buches! Weitere sind auf den folgenden Seiten zu finden.

Ulrich Winterfeld

Sex-Lexikon

69 eindeutige Ratschläge

Mit einem erotischen ABC von
Erich Rauschenbach

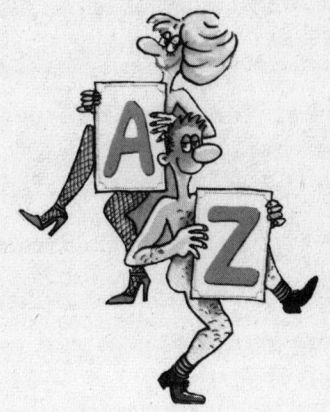

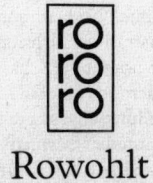

Rowohlt

rororo tomate
herausgegeben von Klaus Waller

Originalausgabe
Veröffentlicht im Rowohlt Taschenbuch Verlag GmbH,
Reinbek bei Hamburg, Januar 1989
Copyright © 1989 by Rowohlt Taschenbuch Verlag GmbH,
Reinbek bei Hamburg
Umschlagillustration Erich Rauschenbach
Umschlagtypographie Sebastian Raulf
Satz Bembo (Linotron 202)
Gesamtherstellung Clausen & Bosse, Leck
Printed in Germany
680-ISBN 3 499 12418 1

Zum Geleit

«Herr Dr. Schmidt-Schnüffler, Sie gelten als einer der erfolgreichsten, aber auch teuersten Sexualtherapeuten unseres Landes.»

«Beides stimmt, in der Tat.»

«Was halten Sie denn von dem neuen Sex-Lexikon Ihres Kollegen Dr. Winterfeld? Gibt Ihnen dieses Buch als Fachmann etwas?»

«Also, das ist ja gerade das Bemerkenswerte, dieses neue, man kann wohl sagen, Standardwerk unseres Faches gibt zweierlei – einmal dem Fachmann und zum anderen dem wissensdurstigen Laien.»

«Und zwar was?»

«Einblicke, tiefe Einblicke in unser Innerstes – das kann man wohl ohne Übertreibung sagen.»

«Was hat Ihnen denn besonders gut gefallen?»

«Also ehrlich gesagt, ich war manchmal doch sehr überrascht – und zwar positiv. In diesem Buch sind so anschaulich sexuelle Leiden und Verirrungen dargestellt, wie ich sie in meiner nun bald dreißigjährigen Berufspraxis noch nicht erlebt habe.»

«Woran liegt das nach Ihrer Meinung?»

«Ich glaube, mein Kollege verfügt über ein so außergewöhnliches Patientengut mit so extremen Krankheitsbildern, wie man sie sich als Wissenschaftler nur wünschen kann.»

«Was halten Sie von den doch sehr konkreten Vorschlägen in diesem Buch, wie man sich selbst von lästigen sexuellen Lastern befreien kann?»

«Einerseits gut – sehr instruktiv und wohl auch für den interessierten Laien verständlich – andererseits bedenklich – höchst bedenklich. Befürchte sogar, daß, wenn alle sexuell Geschädigten die Tips und Ratschläge richtig verstehen und vor allem anwenden, wir Sexualtherapeuten unseren Lebensstandard bedenklich senken müssen. Ich will das aber nicht hoffen.»

«Also ist das Buch für Sie doch kein Lichtblick?»

«Will ich nicht sagen. Aufmerksame Leser können in diesem Buch noch Verklemmungen in sich entdecken, die sie bisher noch gar nicht hatten. Das gibt unserem Berufsstand doch wieder Chancen für die Zukunft!»

«Wir danken Ihnen für dieses Gespräch!»

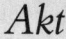

Akt

Wir kennen den Begriff «Akt» aus dem Theaterleben. Es handelt sich hierbei um jene Teile eines schauspielerischen oder opernhaften Kunstwerks, die der Zuschauer / Zuhörer überstehen muß, bevor er Vanilleeis mit heißen Himbeeren in der Pause oder kalorienreiche Kleinigkeiten bei einem anschließenden Restaurantbesuch zu sich nehmen darf.

Statistisch gesehen entfallen auf eine Theater-, Operetten- oder Opernaufführung durchschnittlich drei Akte, eine große Pause und ein Heimweg.

Der Begriff «Akt» hat aber auch eine andere, malerische Bedeutung. Hierunter verstehen wir die Wiedergabe eines nackten, zumeist weiblichen Körpers mit Hilfe von Malern auf Leinwänden. Weniger aufwendig sind fotografische Akte, bei denen die weibliche Nacktheit auf preiswerterem Papier abgezogen wird.

Eine dritte, weniger bekannte Bedeutung gewinnt der Akt aus der Kombination der ersten beiden Begriffe. Wird von einem männlichen Partner der ernsthafte Versuch unternommen, an einem vorwiegend nackten weiblichen Körper mehrere schauspielerische Höhepunkte zu erleben, so handelt es sich hierbei um den Versuch eines sog. Geschlechtsaktes, wobei Gesang der Partnerin in entscheidenden Phasen der Handlung durchaus nicht ausgeschlossen ist.

Im Gegensatz zu künstlerischen Akten sind sexuelle Akte in aller Regel wesentlich kürzer, bewegen sich sprachlich auf einem weitaus niedrigeren Niveau (statt Versmaß bestenfalls rhythmisches Herumgestöhne), und – dies ist der entscheidende

Unterschied – es gibt dabei nur in den seltensten Fällen Vanille-eis mit heißen Himbeeren während der Pausen!

Krankhaft wird es, wenn z. B. der männliche Mitwirkende des öfteren das Bedürfnis hat, den ordinären Geschlechtsakt auf ein höheres Niveau zu stellen – man spricht dann vom sog. *Festakt*.

Hier können verschiedene, recht unangenehme Symptome auftreten; wir wollen beispielhaft die schlimmsten nennen:

- *Fracksex*
- *Händelpotenz*
- *Prälaudatio*

Beim *Fracksex* besteht das krankhafte Bedürfnis, den Akt mit dem Ablegen festlicher Bekleidung (in schweren Fällen z. B. einem Frack) zu beginnen.

Festliche getragene (z. B. barocke) Musik als Voraussetzung sexueller Bereitschaft kennzeichnet das Phänomen der *Händelpotenz*, und schließlich gibt es die überaus unangenehme Gewohnheit, vor der Aufnahme sexueller Handlungen ausgewogene feierliche Ansprachen halten zu müssen *(Prälaudatio)*.

Vermutlich liegt die Ursache für solche Abnormitäten in der üblichen Arbeitsweise des Erkrankten. Wer ansonsten nur unter feierlichen Umständen etwas zustande bringt, dem wird auch eine geschlechtliche Leistung nur unter den gewohnten Arbeitsbedingungen gelingen.

Wenn nun die Partnerin durch unfeierliches und ungestümes Verlangen die Vorbereitungen ihres Partners auf den Akt zu verkürzen versucht (z. B. durch Abstellen der Wassermusik), wird dies unweigerlich zu schweren Ausfallerscheinungen der äußeren Geschlechtsteile des Partners führen.

Positiv wirken dagegen spontaner Applaus der Partnerin – etwa nach besonders gelungenen sprachlichen Formulierungen des Partners («Niemand liebt dich so wie ich!» u. a.) – oder gar eigene Redebeiträge, wie kurze angemessene Erwiderungen (Grußworte) im Bett beziehungsweise die Ankündigung einer Ordensverleihung nach erfolgreichem Festakt.

Hier muß die Partnerin einfach kreativ sein, um Schlimmes zu verhüten. Wenn sich der Partner erst weigert, den Frack im Bett überhaupt abzulegen, wird man davon auszugehen haben, daß sich an diesem Abend nichts Nennenswertes mehr ereignet.

Banalverkehr (BV)

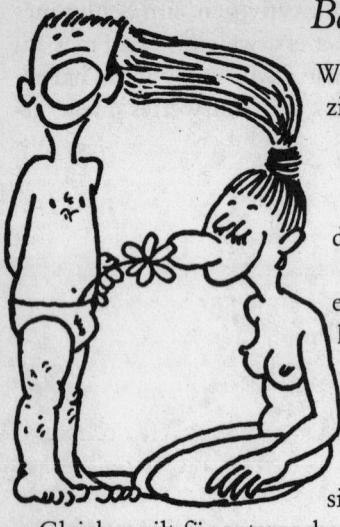

Während normalerweise Liebesbeziehungen von sog. *Hochgefühlen* begleitet werden (etwa auf der Skala von Lust bis Überlust), ist der BV eine alltägliche, niemanden aufrüttelnde Handlung.

Wenn man z. B. am Morgen einem Kollegen mitteilt, gestern habe ich mit Frau... geschlafen, und im Gesicht des Kollegen ist keinerlei innerliche Regung (Erstaunen, Ärger, Freude o. ä.) erkennbar, so handelt es sich garantiert um BV.

Gleiches gilt für entsprechende Mitteilungen an die Ehefrau / den Ehemann. BV ist also etwas, worüber sich keiner aufregt, noch nicht einmal die unmittelbar Beteiligten.

Wo kommt nun BV hauptsächlich vor? Handelt es sich um eine ernst zu nehmende Störung, und was kann man nach dem neuesten Stand der Forschung dagegen tun?

Es gibt statistisch gesehen eine Vielzahl von Gelegenheiten, bei denen es fast zwangsläufig zu BV kommen muß. Die *BV-Standardsituationen* sind:

– Man liegt nachts mit einem gegengeschlechtlichen Wesen im Bett und möchte die Zeit zwischen dem Lichtausschalten und Einschlafen irgendwie überbrücken.

– Man hat sich eigentlich nichts mehr zu sagen, möchte aber trotzdem irgendwie die Langeweile rumkriegen.

– Man will auf dem Nachttisch seine Brille (oder das Gebiß) ablegen, was der Partner / die Partnerin aber falsch deutet.

– Man fällt im Schlaf über den Partner / die Partnerin her, weil man von jemand anderem geträumt hat und erkennt die Verwechslung zu spät.

Im Prinzip ist BV keine Krankheit, muß aber bei häufigem Vorkommen als ernstes Anzeichen *starker geistiger Zerstreutheit* gewertet werden (Professoren-BV).

Sexualtherapeuten empfehlen zur Vermeidung von BV, falls sich nicht von selbst eine Besserung einstellt, zunächst die Vermeidung BV-verdächtiger Situationen. Für die vier o. g. Standardsituationen heißt das:

- Nach dem Lichtausmachen im Bett noch etwas fernsehen, damit der Schlaf von selbst eintritt.
- Mit Partnern / Partnerinnen, denen man nichts mehr zu sagen hat, einfach auch nicht mehr ins Bett gehen, und zwar auch nicht aus Versehen.
- Brille oder Gebiß beim Schlaf mit Partnern am Körper tragen.
- Bei sexuell anregenden Träumen lieber alleine bleiben.

Wer diese praxisnahen Ratschläge beherzigt und damit zumindest den Standardsituationen mit BV-Gefahr aus dem Wege geht, könnte darüber hinaus versuchen, auch beim BV wieder Lustgefühle zu entwickeln, auch wenn es schwerfällt.

Ein geradezu banaler Hinweis zur Selbsttherapie am Schluß: BV läßt sich am zuverlässigsten vermeiden, wenn man nur noch mit Partnern oder Partnerinnen geschlechtlich verkehrt, die man wirklich liebt!

Befriedigung, berufliche (Bb)

Im Gegensatz zur Selbstbefriedigung eine der schwersten Formen der Befriedigung durch andere (Fremdbefriedigung).

Das Leiden, das nach seinem Ausbruch über längere Zeit Außenstehenden verborgen bleiben kann, insbesondere in seiner schleichenden Form, äußert sich im akuten Stadium u. a. in

- abnormer Lust, morgens zur *Arbeit* zu gehen,
- auffallend, nahezu nervend freundlichem Umgang mit Kollegen und Kolleginnen am Arbeitsplatz,
- freudiger Annahme von Anweisungen und Kritik durch Vorgesetzte,
- ausbleibenden Ermüdungserscheinungen selbst nach nieder-

schmetterndem Kantinenessen (z. B. Erbseneintopf mit Schweinebauch),

– tiefer Trauer, etwa zehn Minuten vor Beendigung der täglichen Arbeitszeit und

– zunehmender Tendenz, Arbeitsvorgänge nicht nur mit nach Hause zu nehmen, sondern dort sogar zu bearbeiten.

Ursache dieser zweifellos sexuellen Fehlreaktion, die glücklicherweise nach neuesten Statistiken in ihrer Schwerstform doch sehr selten auftritt, ist ein erst in jüngster Zeit entdeckter Virus. Dieser führt nach einer Inkubationszeit von sechs Monaten und drei Tagen zu so schwerwiegenden Wahrnehmungsstörungen, daß der Erkrankte glaubt, die Arbeit mache ihm Spaß und er erledige diese zur Zufriedenheit seiner Vorgesetzten.

Offenbar treten Infektionen relativ häufig bei sog. Fortbildungsseminaren auf, wobei als Virusüberträger die dort tätigen Trainer mit größter Sicherheit vermutet werden dürfen.

Welche verheerenden gesellschaftlichen Auswirkungen Bb bei massenhaftem Auftreten haben kann, zeigt die bekannte Untersuchung von Consulting Progress, in der nachgewiesen werden konnte, daß der Konkurs der Firmengruppe ABC-Stahlbau, Duisburg, eindeutig darauf zurückzuführen war, daß wegen starker Bb-Infektion großer Belegschaftskreise in kürzester Zeit eine qualitativ hochwertige Überproduktion auftrat, die auf dem Markt nicht mehr verkauft werden konnte.

Größte Intimstörung und gleichzeitig Ansatzpunkt einer erfolgversprechenden Therapie bei Bb ist die durch die abnorme Freude an der Arbeit notwendigerweise herabgesetzte sexuelle Aktivität des Erkrankten.

Während das gezielte Vermitteln von Mißerfolgserlebnissen (täglich morgendlicher Rüffel durch den Vorgesetzten) Bb eher steigert, weil der Erkrankte glaubt, sich noch mehr anstrengen zu müssen, wurden mit der *arbeitsplatzbezogenen Erregungsverdrängungstherapie* bisher zumindest in Einzelfällen erstaunliche Erfolge erzielt.

Hier wird dem Bb-Erkrankten eine außergewöhnlich attraktive Kollegin (Therapeutin) möglichst in dasselbe Arbeitszimmer plaziert (bei Großbüros dieselbe Wabe), die aus therapeutischen Gründen gehalten ist, täglich ein Kleidungsstück weniger zu tragen. Dies führt bei konsequenter Anwendung bereits in wenigen Tagen dazu, daß sich der B b-Erkrankte nicht nur freudig an Arbeitsvorgängen vergreift, sondern schließlich auch an der Therapeutin. Immerhin der erste Schritt zu natürlichem Arbeitsverhalten!

Noch wehren sich die Krankenkassen gegen die volle Kostenübernahme dieser doch recht erfolgreichen B b-Therapie und verlangen sowohl vom Erkrankten als auch von der Therapeutin einen sog. Lustabschlag, was allerdings demnächst höchstrichterlich geklärt sein dürfte.

Mit der Anwendung der gleichen Therapie bei weiblichen B b-Kranken wurden allerdings bisher überwiegend negative Erfahrungen gesammelt, da die hier eingesetzten männlichen Therapeuten den überfallsartigen Angriffen der Patientinnen oft körperlich nicht gewachsen waren. Vielleicht kann dieser Problemgruppe demnächst auch medikamentös geholfen werden.

Bonnographie (Bo)

Hauptsächlich in der *Bundeshauptstadt* grassierende sexuelle Leidenschaft. Sie tritt fast ausschließlich in Regierungskoalitionen auf, d. h. eheähnlichen politischen Gemeinschaften mit zwei oder mehr Partnern.

Bonnographisch ist eine Darstellung, sei es nun als Interview, Parlamentsrede, streng vertrauliche Mitteilung an befreundete Journalisten o. ä., die mindestens einen der sog. Koalitionspartner abnorm reizt, ihn sozusagen in einen übererregten Zustand versetzt. Wichtig sind dabei Hinweise auf die eigene politische Potenz (z. B. «Nur aus München kommen noch wirklich christliche Wertvorstellungen»), die dem unbedarften Bürger die Vermutung nahelegen, die anderen Partner könnten nicht mehr, seien also politisch impotent.

Oft dienen bonnographische Darstellungen auch der Selbstbefriedigung; sie sollen durch Hinweis auf die politische Impotenz anderer Parteien von eigenen intimen Krisen ablenken.

Dabei wird auch vor Tabus («Hat der Bundeskanzler tatsächlich Abitur?» usw.) nicht haltgemacht.

Dies begründet die Notwendigkeit, Kinder und Jugendliche vor Bo zu schützen. Sie sollen schließlich bis zum Eintritt der Reife im Glauben gelassen werden, der Verkehr der Regierungskoalitionspartner verlaufe in geordneten Bahnen. Ein Glaubensverlust gerade in der pubertären Phase kann nämlich beim künftigen Wähler zu einer schweren Schädigung seiner staatsbürgerlichen Entwicklung führen, die so weit gehen kann, daß der so vorgeschädigte junge Mensch mit dem Gedanken spielt, nicht die Regierung zu wählen, was er unmoralischerweise dann vielleicht auch tut.

Gegen Bo wurden schon immer moralische Bedenken geäußert, vor allen Dingen von denen, die sich gerade durch gewisse Anwürfe im politischen Erregungszustand befinden. Äußerungen wie «Dies ist nicht mehr christlich!» deuten auf die Verwerflichkeit hin. Auch aus kirchlichen Kreisen wird immer wieder kritisiert, daß durch bonnographische Äußerungen aus dem Regierungslager das Bild der Einheit von Glaube und Kanzler geschädigt werden könne.

Ob nun Bo eine Sünde im engeren Sinne ist, könnten natürlich nur die verstorbenen Politiker unserer Republik beantworten, die den kirchenamtlichen Fegefeuertest bereits bestanden haben (z. B. der Rhöndorfer Alte).

Wird Bo beim politischen Partner zur Manie, so kann in schlimmen Fällen ein Bruch der *politischen Beischlafgemeinschaft* der Regierungsparteien eintreten. Dann hilft auch das überaus erfolgreiche Wirken des Kanzlers und seiner Minister nichts, dann kann es sogar zur Übernahme der Regierungsverantwortung durch unchristliche Politiker kommen. Kurz gesagt: Zuviel Bo ist der erste Schritt zu unverantwortbaren, weil unmoralischen Zuständen in der Bundeshauptstadt.

Ob strenge Zensur durch den Kanzler geeignet ist, Bo erfolgreich zu bekämpfen, wurde bisher noch nicht getestet, zumal gegen das ununterbrochene Tragen von Mundbinden bei Regierungspolitikern sowohl ästhetische als auch hygienische Bedenken bestehen.

Liebestest für Männer Teil I

Zunächst geht es um Ihr sexuelles Grundwissen und um Ihr Erinnerungsvermögen. Bitte beantworten Sie die folgenden Fragen!

Was ist ein Massagestab?
- o   Davon kann ich gar nicht genug haben.   (3 Punkte)
- o   Wird bei Zerrungen vom Arzt verschrieben.   (2 Punkte)
- o   Militärische Einheit.   (1 Punkt)

Was verstehen Sie unter Liebesspiel?
- o   Heiß, heiß, olala!   (3 Punkte)
- o   Müßte mir erst die Regeln besorgen.   (2 Punkte)
- o   Schalke gegen Bochum.   (1 Punkt)

Gab es in Ihrem Bett schon einmal Höhepunkte?
- o   Jede Nacht, wenn wir vorher gemeinsam im
       Tomate-Sex-Lexikon gelesen haben.   (3 Punkte)
- o   Einmal monatlich – mehr würde uns
       überanstrengen.   (2 Punkte)
- o   Letztes Jahr, als der Sprungrahmen
       gebrochen war.   (1 Punkt)

*Haben Sie Ihre Partnerin (gilt natürlich auch für die
Ehefrau) schon einmal nackt gesehen?*
- o   Dumme Frage.   (3 Punkte)
- o   In der Sauna.   (2 Punkte)
- o   Habe mir alles von Schwiegermutter
       erzählen lassen.   (1 Punkt)

An welchen Stellen hat Ihre Partnerin Sie schon einmal angefaßt?
- o   Da lassen wir nichts aus.   (3 Punkte)
- o   Bin leider so kitzelig.   (2 Punkte)
- o   Am Markusplatz in Venedig.   (1 Punkt)

Notieren Sie Ihre Punktzahl:...!
Weiter geht es auf Seite 32.

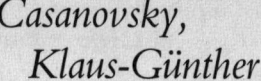

Casanovsky, Klaus-Günther

Letzter noch lebender Nachfahre des 1798 auf Schloß Waldheim in Böhmen verstorbenen Giacomo Casanova, jenes legendären Frauenverführers.

Klaus-Günther Casanovsky stammt aus der oberschlesischen Linie der Familie und wurde im letzten Jahr nach jahrelangen, aufwendigen Recherchen eines Hamburger Nachrichtenmagazins in einem Schrebergarten seiner Heimatstadt Bottrop entdeckt.

C. lebt heute als Frührentner mit Frau und Hund in einer Bergmannssiedlung der Zeche «Fürstin Sophia».

Nachdem führende Wissenschaftler bestätigt haben, daß C. zweifelsohne der Ur-Hoch-5-Enkel Casanovas ist, hatte die Sexualmedizin mit diesem Fund die bisher einmalige Chance, wissenschaftlich exakt zu erforschen, wie sich *außergewöhnliches Geschlechtsverhalten* über immerhin acht Generationen erblich weiterentwickelt.

Bekanntlich werden dem berühmten Casanova folgende hervorstechende Eigenschaften nachgesagt:

- Er sei hochintelligent und gebildet gewesen, mit einem starken Drang, Erlebnisse in Tagebüchern festzuhalten.
- Er habe über eine beneidenswerte Potenz verfügt, von der jede Frau restlos begeistert gewesen sei.
- Er habe eine krankhafte Furcht vor festen Bindungen mit Frauen gehabt und daher alle seine Geliebten über kurz oder lang selbstlos an gute Freunde weitergegeben.
- Seine Sucht nach geschlechtlicher Betätigung zu dritt oder viert habe keine Grenze gekannt.

Was ist nun von alledem nach acht Generationen übriggeblieben? Hat es von Generation zu Generation etwa noch Steigerungen gegeben, oder ist eher ein stetiger Schwund der Talente zu beobachten?

Auf alle diese Fragen gibt der soeben erschienene Forschungsbericht «Klaus-Günther Casanovsky, sein sexuelles Innen- und Außenleben – oder was ihm von seinem Vorfahren blieb», den ein interdisziplinäres Forscherteam unter der Leitung des renommierten Sexualkundlers Prof. Schniepel in mühevoller Kleinarbeit erstellt hat, endgültige und doch nüchterne Antworten.

Was Bildung und Intelligenz anbetrifft, liegt C. gut im unteren Durchschnitt seiner Altersgruppe. Er liest täglich BILD-Zeitung und hat in den letzten drei Jahren vor seiner Entdeckung nur an einigen wenigen Abenden die Tagesschau versäumt. Er neigt, wie sein berühmter Vorfahre, zum Philosophieren und geht dieser Leidenschaft in der Eckkneipe «Frohe Zeche» jeweils freitags beim Skatspiel mit zwei weiteren Frührentnern nach.

Die sexuelle Potenz hat erblich doch etwas gelitten. Immerhin brachte es C. – wie seine Gattin sich wehmütig erinnert – in seinen besten Jahren auf viermal monatlich, was im Vergleich zum großen Casanova (viermal stündlich) nun doch als leicht degenerativ bezeichnet werden muß.

Die berühmte Casanovasche Bindungsangst ist im geschlechtlichen Bereich völlig verschwunden. C. hat seine Frau mit 18 Jahren kennengelernt (sie war damals 17 ½), war bereits mit 19 Jahren Vater und hat seitdem keine andere Frau mehr angerührt (eidesstattliche Erklärung liegt vor). Allerdings hat er sich als leidenschaftlicher Skifahrer auf den sauerländischen Hochebenen über Jahre strikt geweigert, an seinen Vorkriegsskiern neue *Sicherheitsbindungen* anbringen zu lassen, was immerhin auf ein erblich bedingtes Verdrängungssymptom schließen läßt.

Das einzige, was ihm geblieben ist von seinem berühmten Vorfahren, ist die ansatzweise Neigung zur geschlechtlichen Betätigung unter Zeugen. So hat er als junger Mann, wie seine Ehefrau dem Forschungsteam glaubhaft versicherte, bei Liebesszenen in der Schrebergartenlaube mehrmals darauf bestanden, daß auch Schäferhund Hasso dabeibleiben durfte.

Bleibt als Fazit, daß *Vererbung* auch unter glücklichen Umständen leider nicht alles das erhalten kann, was einem die Vorfahren in die Wiege gelegt haben. Man muß sich halt auch den Sex immer wieder neu erkämpfen.

Derektion (Dk)

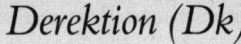

Dk nennt man alle jene Maßnahmen, die eine *Erektion*
beim Manne zunichte
machen können. Derek-
tionsmaßnahmen sollten
von der Frau ergriffen
werden, wenn sie
– den ihretwegen er-
regten Mann nicht aus-
stehen kann und / oder
– gerade lustlos ist.
Um die sexuelle Erregung eines
Mannes gezielt abbauen zu können,
benötigt man genaue Kenntnisse der
männlichen Seele und der biomechanischen Hebelgesetze des
Mannes unterhalb der Gürtellinie.

Erfahrene Expertinnen der Lustlosigkeit empfehlen Frauen
folgende Derektionshilfen:

1. Vermeiden Sie vor dem Rendezvous jegliche Körperreinigung; dies gilt für alle Körperteile.
2. Rauchen Sie kräftig lungenzugmäßig und filterlos, wenn er
   Nichtraucher ist (aber auch sonst gilt: Mundgeruch und
   schwarze Zähne sind immer noch der beste Schutz gegen
   orale Angriffe).
3. Kleiden Sie sich lustlos und bieder; denken Sie dabei vor allem an erektionsvernichtende Unterwäsche.
4. Unternehmen Sie trotzdem mehrere überfallartige Angriffe
   auf ihn, wenn er es gerade nicht erwartet.
5. Reden Sie ununterbrochen; ein gutes Thema ist z. B. Ihr der-
   zeitiger Liebhaber (den der Betreffende natürlich nicht kennen darf).
6. Schauen Sie grundsätzlich weg, wenn er Sie liebeshungrig
   ansieht.
7. Erzählen Sie ihm alle Dinge, die Sie besser können als er –

möglichst männliche Betätigungsfelder wie Geldverdienen, Autofahren, Tennis, Skifahren oder Skatspielen.

8. Gähnen Sie ununterbrochen, während er redet.
9. Geben Sie ihm keine Gelegenheit, Sie zu berühren, es sei denn, an tagelang ungewaschenen Stellen.

Sollte der Partner immer noch Anzeichen von Lust erkennen lassen, handelt es sich um einen *Sexopathen*. Sie sollten für solche Männer stets einen Gutschein für den Erwerb einer jener vorzüglichen Plastikpartnerinnen (voll aufblasbar und waschmaschinenfest) parat haben. Dieser Kauf wird Sie entlasten; er merkt es ohnehin nicht.

Do-it-Yourself (DIS)

Eine immer häufiger vorkommende Form der Selbstbefriedigung. Der Erkrankte versucht, alles selbst zu machen, was weit über den sexuellen Bereich hinausgeht. Der DIS-Infizierte geht dabei von der wahnhaften Vorstellung aus, man benötige für die Befriedigung diverser Bedürfnisse keine Fachleute, sondern nur den sog. gesunden Menschenverstand und eine beliebige Durchschnittsgeschicklichkeit an allen Gliedern.

In der Regel flüchtet sich der DIS-Patient aus dem ehelichen Bett (mit Ehefrau) und beginnt mit sog. manuellen Ersatzhandlungen, die in drei Hauptkrankheitsherde eingeteilt werden können:

— *Hausomanie* (wahnhaftes Bedürfnis, alles an Haus und Wohnung selbst bauen zu müssen, auch gegen den Willen der dabei beteiligten Materialien);

— *Reparatitis* (Irrglaube, jegliches Gerät, auch solches elektrischer Natur, mit eigenen Händen in einen Zustand versetzen zu müssen, der nur noch eine beschränkte Zahl von Funktionen zuläßt);

— *Autoerotik* (triebhaftes Herumhantieren an Kraftfahrzeugen in der Überzeugung, man müsse ein Kraftfahrzeug so herrichten, daß es einen Vergleich mit einem Luxusweib bestehen könne).

Wichtig für den erfahrenen Sexualdiagnostiker ist bei DIS der Umstand, daß schwere Krankheitsbilder fast ausschließlich am Feierabend (also nach der regulären Arbeitszeit) und insbesondere an sog. Wochenenden auftreten.

Dies leitet zu den Hauptursachen der DIS-Seuche über. Es handelt sich hier eindeutig um eine sexuelle Ersatzhandlung, also ein Abfließen der naturgemäß für geschlechtliche Betätigungen vorgesehenen Energien in die Extremitäten, wobei nun in aller Regel die heimwerkelnden Hände zur Triebstillung verwendet werden.

Die nach DIS-Anfällen auftretende Müdigkeit, die bis zur völligen Erschlaffung führen kann, schützt den Erkrankten vor sexuellen Angriffen seiner Frau. Bei längeren Erkrankungen kann bereits das Auflegen der DIS-gefurchten Hände auf weibliche Intimteile zu einer Fluchtreaktion der Partnerin führen.

Frühkindliche Ursachen können bei diesem Krankheitsbild weitgehend ausgeschlossen werden, wenn man einmal davon absieht, daß hochgradig DIS-Erkrankte in ihrer Kindheit überdurchschnittlich häufig mit Bauklötzchen gespielt haben, anstatt sich kindgemäßen sexuellen Phantasien hinzugeben.

Sowohl die Arbeitsgemeinschaft sexualfrustrierter DIS-Angehöriger als auch die einschlägigen Handwerkskammern kämpfen seit Jahren gemeinsam unter dem Motto «Tu mit deinen Händen etwas anderes» dafür, DIS-Erkrankte vom Neubau oder der Kfz-Grube ins Ehebett zurückzubringen. Aber selbst erhebliche Preisnachlässe des Handwerks für DIS-Patienten sowie der schlichte Hinweis, daß man einige handwerkliche Tätigkeiten tatsächlich erlernen muß, bevor man sie kann, erbrachten leider noch nicht den erwarteten Erfolg.

Vielversprechend ist dagegen ein Modellversuch, bei dem Werkzeuge wie Flachzangen, Feilen usw., die von DIS-Kranken gerne benutzt werden, so genital geformt werden, daß dem Benutzer bei längerer Berührung spontan einfällt, außer DIS müsse es noch etwas anderes geben *(Grifftherapie)*.

Hier konnten bereits recht schöne Heilungserfolge erzielt werden; insbesondere nach Benutzung eines Heimbohrergriffs, der der weiblichen Geschlechtsregion verblüffend nachgebildet ist, so daß auch stark DIS-Kranke oft fluchtartig die Heim-werkstatt verlassen, um zu prüfen, ob die eigene Frau (oder Freundin) tatsächlich auch so gut in der Hand liegt.

Während bis vor kurzer Zeit DIS fast ausschließlich bei Män-nern auftrat, sind nun auch einige weibliche Krankheitsfälle be-kannt geworden. Aber gerade hier dürfte die Grifftherapie bei richtiger Anwendung besonders schöne Genesungserfolge be-scheren.

Liebestest für Frauen Teil I

Jetzt geht es erst einmal um Ihr geschlechtliches Grundwissen. Bitte beantworten Sie die folgenden Fragen!

Was verstehen Sie unter einem «Streichelabend»?
- o   Fingerübungen, bis die Post abgeht.   (3 Punkte)
- o   Jeder darf seinen Lieblingsteddybär mit ins Bett nehmen.   (2 Punkte)
- o   Wenn wir die Rauhfasertapete neu anlegen.   (1 Punkt)

Wozu braucht man einen Videorecorder?
- o   Natürlich, um scharfe Pornos abzufahren.   (3 Punkte)
- o   Damit man sich die Schwarzwaldklinik nochmals ansehen kann.   (2 Punkte)
- o   Wir machen Hausmusik.   (1 Punkt)

Kennen Sie ein Buch, das Sie besonders anregt?
- o   Alles, was bei uns im obersten Regal steht.   (3 Punkte)
- o   Ich lese gerne bestimmte Stellen in der Bibel. (2 Punkte)
- o   Das Sparbuch.   (1 Punkt)

Wozu kann man einen Vibrator gebrauchen?
- o   So ein Ding macht mich einfach ganz wild!   (3 Punkte)
- o   Wenn Not am Mann ist.   (2 Punkte)
- o   Für Frischluft, glaube ich, dann muß er aber an der Decke hängen.   (1 Punkt)

Wann sollte man im Bett die Schuhe anbehalten?
- o   Bei der Cowboynummer.   (3 Punkte)
- o   Wenn man Fußpilz hat.   (2 Punkte)
- o   Schuhe gehören unters Bett.   (1 Punkt)

Notieren Sie sich Ihre Punktzahl: . . .
Weiter geht es auf Seite 40!

Edelzwicker

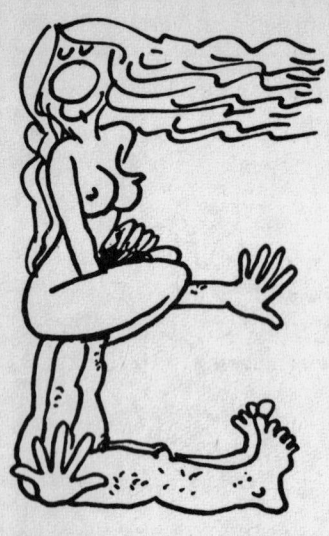

Das Bedürfnis, weibliche Körperteile – insbesondere deutlich hervorstehende – zwickenderweise zu berühren, darf als durchaus natürlich bezeichnet werden, sofern solche intensiven Berührungspraktiken von der Partnerin geduldet werden.

Nun nimmt mit zunehmendem Alter beim Manne offenbar das *Zwickbedürfnis* zu, höchst wahrscheinlich als sog. Ersatzhandlung für andere sexuelle Aktivitäten (Altersschlaffung). Wenn nun in vorgerücktem Alter ein nahezu krankhaftes Zwickverlangen auftritt und es sich bei dem Betroffenen um einen Angehörigen höherer sozialer Schichten handelt (Geburtsadel, Geldadel, Wissenschaftler, höherer Beamter u. ä.), haben wir es mit dem gravierenden Fall des sog. Edelzwickers zu tun.

Die Erkrankung wird zumeist erst relativ spät entdeckt, da in den Kreisen, in denen sich standesgemäß E. bewegen, *abnorme Fingerpraktiken* offenbar etwas länger geduldet werden als in unteren sozialen Verhältnissen. Oft wird gerade in solchen Kreisen nervöses Fingergehabe als Ausdruck beruflichen Stresses fehlgedeutet und erfreut sich daher einer gewissen gesellschaftlichen Anerkennung.

Gefährdet sind E. natürlich im Umgang mit Frauen geringerer sozialer Schichten, die mit proletarischen Ausrufen wie «Finger weg, Alter!» dem Patienten plötzlich und schonungslos seinen Krankheitszustand vor Augen führen.

Noch schlimmer kann es E. in Restaurants und Gaststätten ergehen, wo durch Bestellungen wie «Einen Edelzwicker, bitte!» der Erkrankte in einen panischen Angstzustand versetzt werden kann, weil er – völlig zu Unrecht – eine gezielte Provokation seines Triebhandelns vermutet. Nicht von ungefähr müssen von Edelzwickern wegen panikartigen Verlassens von Weinstuben permanent Zechprellungsverfahren abgewehrt werden, worauf sich dankenswerterweise einige Rechtsanwälte inzwischen spezialisiert haben.

Wer an sich zunehmend zwickhaftes Verhalten entdeckt und von seiner sozialen Stellung her E. werden könnte, sollte – schon wegen der *Weinstubenpanik* – sofort Gegenmaßnahmen ergreifen. An erster Stelle nennen wir hier das Zurückfinden zu normalen geschlechtlichen Betätigungen, was allerdings in fortgeschrittenem Zustand nur eine erfahrene therapeutische Sexualhelferin bewirken kann.

Das von Kassenärzten hier oft empfohlene Tragen von Fäustlingen in Gefährdungssituationen muß als weniger wirksam angesehen werden, da schwere Symptomverschiebungen wie Damenbrustbeißen oder Oberschenkelpressen die Folge sein können.

Geradezu genial ist dagegen die Methode eines amerikanischen Sexualtherapeuten, der nicht beim Erkrankten, sondern bei seiner Umgebung ansetzt. Gewöhnt sich nämlich letztere an das typische E-Verhalten, so steht der ungetrübten Ausübung dieser Leidenschaft nichts mehr im Wege.

So sind einige unheilbare E. auf Anraten ihrer Ärzte Politiker geworden und können nun beim durchaus erwünschten «Bad in der Menge» ihrem zwickenden Leiden ungeniert nachgehen.

Eheleben

Zumeist Folge einer sog. Eheschließung, bei der Mann und Frau nach einer Phase der Partnersuche («Hochzeitsflug»), in der man sich leider Mühe geben mußte, endlich wieder ihr natürliches Verhalten zeigen dürfen.

Nach Untersuchungen des Statistischen Bundesamtes gliedert sich das durchschnittliche deutsche Eheleben in der Zeit ab 17.00 Uhr in folgende *Phasen:*

17.00 – 18.00 Uhr
Vater kommt von der Arbeit; nach Betreten der Wohnung liebe-

volle Zweierdiskussion mit der Ehefrau, z. B. über die Frage, warum eines der Kinder heute eine Fünf in Mathe nach Hause gebracht hat.

18.00–19.00 Uhr

Gemeinsame Einnahme einer kräftigen deutschen Mahlzeit (z. B. Haxe mit Sauerkraut und Knödel) und Fortsetzung der Gruppendiskussion in erweiterter Runde unter Einbeziehung der Kinder und Zuhilfenahme von Bier durch den Vater.

19.00–20.00 Uhr

Erste Fernsehphase ohne die abwaschbedingt abwesende Mutter; Kinder haben jetzt die Möglichkeit, sich durch sog. «Liebesdienste» (Herbeiholen von weiterem Bier, Zigaretten, Tageszeitung, Knabberzeug) beim Vater zu rehabilitieren.

20.00–22.00 Uhr

Zweite Fernsehphase; jetzt beide Elternteile und Kinder je nach Alter gemeinsam. Zufällige erotisierende Hautberührungen beider Ehepartner bei gemeinsamen Salzstangenangriffen.

ab 22.00 Uhr

Der noch wach gebliebene Ehepartner weckt den bereits vor dem Fernsehgerät eingeschlafenen, dann Betreten des Ehebettes.

Vater schläft infolge Bierkonsums zuerst wieder ein, daraufhin Einschlafstörungen der Ehefrau aufgrund starker Lärmbelästigung (Schnarch- und Grunzgeräusche), an die man sich aber mittelfristig gewöhnen kann.

Unter besonders ungünstigen Bedingungen kann es sogar ein- bis dreimal monatlich zwischen den Ehepartnern zu sog. «Intimbeziehungen» kommen, und zwar insbesondere in folgenden Fällen:
– zu leichtes Abendessen,
– fehlender Ärger über die Kinder (Grund: zumeist unzureichende Informationsbasis durch mutwilliges Verschweigen schlechter Noten),
– verminderter Bierkonsum (z. B. bei grippalen Infekten),
– schlechtes Fernsehprogramm (bei Kabelfernsehen natürlich undenkbar),
– Lust eines oder beider Partner.

Tatsächlich kann letztere im Eheleben überfallartig und doch periodisch auftreten.

Erektomanie

Triebhaftes Bedürfnis, sich ganz, teilweise oder andere aufzurichten.

Die globale E. tritt in Form einer übernatürlichen Steife des ganzen Körpers, insbesondere bei militärischen Situationen, Ordensverleihungen, sonstigen Ehrungen oder anderen sog. gesellschaftlichen Anlässen (Regierungserklärungen u. ä.) auf.

Die partielle E. ist dagegen in bestimmten Situationen sogar erwünscht, kann aber bei längerer Dauer zu Überforderungssituationen des Partners oder finanzieller Erschöpfung des Erkrankten in sog. kommerziellen Liebessituationen führen.

In den Jahren 1933–1945 grassierte im damaligen Deutschen Reich eine seuchenartig auftretende partielle E. des rechten Armes (sog. *Führersyndrom*), die jedoch durch gemeinsames Eingreifen von Experten aus den USA, Großbritannien und der Sowjetunion bis auf kleine Krankheitsherde fast völlig eingedämmt werden konnte.

Die soziale E. gilt als besonders lästig. Der Erkrankte versucht permanent, Gesunde – auch gegen deren Willen – aufzurichten, z. B. durch unablässige Hinweise auf sog. eigene Erfahrungen. Oft läßt sich dieses lästige Verhalten nur mit einem deutlichen Hinweis auf das Grundrecht auf Depression (Art. 6) zumindest kurzfristig unterbinden.

Wie Prof. Habelmus in einer aufsehenerregenden Studie bereits 1925 nachweisen konnte, ist die globale und soziale E. Folge frühkindlicher Gegenreaktionen auf gebückte Verhältnisse.

Dagegen ist die partielle E. – wie experimentelle Untersuchungen bei amerikanischen Rekruten ergeben haben – gerade im genitalen Bereich oft kürzer, als der Erkrankte glaubt, bis auf die wenigen wirklich klinischen Fälle, bei denen leider nur vermehrte Anstrengung (z. B. Sport) Milderung bringen kann.

Bei allen Formen der E. hilft generell *Kühlspray*, der im gut-sortierten Fachhandel erhältlich ist. Bei allen Formen der E., die über einzelne Körperteile hinausgehen, empfehlen ärztliche Spezialisten auch regelmäßige Kühlung des Gehirns, in hartnäckigen Fällen sehr kalte Ganzkörperduschen nach Einnahme umweltfreundlicher Weichmacher.

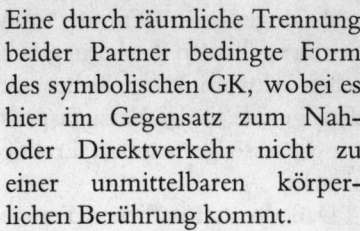

Fernverkehr

Eine durch räumliche Trennung beider Partner bedingte Form des symbolischen GK, wobei es hier im Gegensatz zum Nah- oder Direktverkehr nicht zu einer unmittelbaren körperlichen Berührung kommt.

Man unterscheidet hier grundsätzlich zwei Spielarten, nämlich:

– Telefonverkehr,
– Briefverkehr.

In beiden Fällen handelt es sich um sog. postalischen Sex, der, wie wir alle wissen, grundsätzlich gebührenpflichtig ist. Da die hier zu entrichtenden Gebühren dem Staate zugute kommen, kann man diese Form der geschlechtlichen Betätigung als staatstragend (etwa gleichrangig mit der Vaterlandsliebe) bezeichnen.

Im Gegensatz zum *Telefonverkehr*, wo erotische Botschaften nur mündlich transportiert werden können, eröffnet der *Briefverkehr* die Möglichkeiten, dem Partner auch visuelle Liebesbeweise zuzusenden. Hier erfreut sich die Übersendung von Fotos besonderer Beliebtheit, z. B. Abbildungen der inzwischen herangewachsenen Kinder oder der immer noch lebenden Schwiegermutter (bei Verheirateten), oder bei Unverheirateten Bilder guter Freunde / Freundinnen, mit denen man sich notgedrungen gerade tröstet.

Eine fortschrittliche Kombination beider Formen des Fernverkehrs ist die Benutzung des BTX-Angebotes der Bundespost, was allerdings nur auf gehobenem gesellschaftlichen Niveau vorkommt, also dort, wo solche Techniken bereits zum Privatverkehr gehören.

Länger andauernder Fernverkehr kann zum sog. *Kreuzrittertrauma* führen. Nicht umsonst bietet der gutsortierte Fachhandel inzwischen wieder Keuschheitsgürtel an, die in modernem Design den mittelalterlichen Vorbildern in nichts nachstehen, mit Ausnahme des heute gebräuchlichen Zahlenschlosses.

Analoge Konstruktionen für Männer bei längerer Abwesenheit der geliebten Partnerin gibt es wegen der immensen technischen Schwierigkeiten bisher noch nicht, wenn man einmal von dem gerade in der Versuchsphase laufenden Prototyp des mikroprozessorgesteuerten Erektionsbrechers in der Unterhose absieht.

Daß durch brieflichen Fernverkehr bereits Kinder gezeugt wurden, darf übrigens in das Reich der Fabel verwiesen werden, da aufgrund der Zustellzeiten auch innerhalb des Bundesgebietes keine Empfängerin wirklich frische Meldungen erwarten kann.

Heilung kann bei Fernverkehr natürlich nur dann auftreten, wenn die Partner wieder zueinanderfinden. Dabei kann allerdings der unmittelbare körperliche Kontakt ohne Beteiligung der *Deutschen Bundespost* bei Personen, denen die wirtschaftliche Gesundung dieses Staatsunternehmens am Herzen liegt, zu schweren Gewissenskrisen führen. Ihnen empfehlen wir, über ihre bettlichen Erlebnisse einfach ein paar Schmucktelegramme an gute Freunde und Bekannte zu senden.

Fick-Konzern

Ein in den späten siebziger Jahren ins Gerede gekommener multinationaler Zusammenschluß führender *Sexualartikel-Hersteller*. Der Konzernchef und damals noch alleiniger Firmeninhaber hatte ein millionenschweres Aktienpaket des führenden Stuttgarter Herstellers von Luxus-Massagestäben, die an der Spitze mit einem sternförmigen Symbol gekennzeichnet waren, veräußert.

Das dadurch gewonnene Geld versprach er, in amerikanischen Konzernen, die auf die Herstellung von *Potenzpumpen* spezialisiert waren, so sozial anzulegen, daß nachweislich immer mehr Mitarbeiter immer weniger Pumpen herstellen würden.

Diese wirtschaftlich glaubhafte Bekundung seines Willens zur Belebung der Sexualindustrie – und zwar weltweit – wurde vom damaligen Bundeswirtschaftsminister nicht nur akzeptiert, nein, aus Freude über die Belebung des Arbeitsmarktes unserer amerikanischen Freunde wurden dem erfolgreichen Sexualkonzernbesitzer fast alle Steuern erlassen.

Aufgrund von Überaktivitäten einiger Staatsanwälte – oder deren Gattinnen? –, die mit den Qualitätsprodukten des Konzerns offenbar schlechte Erfahrungen gemacht hatten, wurde die Angelegenheit Jahre danach noch einmal brutal an die Öffentlichkeit gezerrt.

Die *sexfrustrierten Staatsanwälte* behaupteten nämlich, die dem Bundeswirtschaftsministerium vorgelegten Potenzpumpenberechnungen seien fingiert gewesen. Darüber hinaus wurde staatsanwaltschaftlicherseits das Gerücht in die Welt gesetzt, der angeklagte Konzern habe an die Partei des damaligen Bundeswirtschaftsministers kostenlos Potenzmittel verteilt, was aber durch eidesstattliche Potenzerklärungen der betroffenen Parteimitarbeiter gnadenlos widerlegt werden konnte.

Auch sog. Potenzspenden durch persönliche Hostessen des Konzerns konnten trotz gegenteiliger Behauptungen linksradikaler Tageszeitungen nirgends nachgewiesen werden, zumal die betroffenen Damen zum Gerichtstermin wegen Auslandseinsatzes als Zeugen nicht vernommen werden konnten.

So endete dieser von Regierungskritikern als Skandal hochstilisierte Fall sozialverantwortlichen Unternehmertums gerichtlich im Sande. Die nordamerikanische Potenzpumpenproduktion mußte inzwischen ohnehin vollautomatisiert werden, da die Nachfrage aus Washingtoner Regierungskreisen wegen des hohen Durchschnittsalters der dortigen Verantwortungsträger enorm gestiegen ist.

Liebestest für Männer Teil II

Jetzt geht es darum, wie gut Sie Ihre Partnerin (oder Ehefrau) kennen. Bitte beantworten Sie die folgenden Fragen!

Wo ist Ihre Partnerin am reizbarsten?
- o   Da gibt es so eine Stelle, ich kann Ihnen sagen...!   (3 Punkte)
- o   Da muß ich sie erst fragen.   (2 Punkte)
- o   Wenn's um Geld geht.   (1 Punkt)

Wie viele Falten hat der Po Ihrer Partnerin?
- o   Vier links, drei rechts und eine in der Mitte.   (3 Punkte)
- o   Eine, soviel ich weiß.   (2 Punkte)
- o   Der Po gehört in die Hose.   (1 Punkt)

Welche Konfektionsgröße hat Ihre Partnerin?
- o   Einfach knackig!   (3 Punkte)
- o   Habe es mir aufgeschrieben, aber leider den Zettel verlegt.   (2 Punkte)
- o   Bei Konfekt nehme ich immer die großen Tüten.   (1 Punkt)

Wie sieht die Brust Ihrer Partnerin aus?
- o   Traumhaft händevoll!   (3 Punkte)
- o   BH-Größe C 85.   (2 Punkte)
- o   Frei von ansteckenden Krankheiten.   (1 Punkt)

Was würden Sie Ihrer Partnerin kaufen, um Ihr Liebesleben zu bereichern?
- o   2 kg heiße Literatur.   (3 Punkte)
- o   Ein Stück Seife.   (2 Punkte)
- o   Einen Pelzmantel.   (1 Punkt)

Notieren Sie Ihre Punktzahl: ...
Weiter geht es auf Seite 49

Genitalität (Gt)

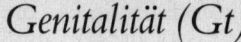

Jene Form der Genialität, die sich ausschließlich auf den sexuellen Bereich bezieht. Während man unter Genialität eine extreme Ausprägung kreativer Fähigkeiten versteht, d. h., der geniale Denker kommt auf völlig neuartige, eben kreative Ideen, ist der hochgradig mit Genitalität gesegnete Mensch in der Lage, auch die schwierigsten sexuellen Probleme in atemberaubender Weise zu lösen.

Wo äußert sich nun Gt? Wo kann sie sich möglicherweise segensreich auswirken?

Der genitale Denker – sozusagen der Kant des Unterleibs – hat zunächst die Fähigkeit, sexuelle Probleme bereits dort zu sehen, wo andere noch nicht einmal den Anflug einer Ahnung haben. Man spricht hier auch von der *genitalen Vorahnung* oder *sexuellen Prosensibilität*. So sind aus der Literatur Fälle bekannt, wo ein genital Veranlagter einem Ehepartner über Jahre hinaus exakt den Tag angeben konnte, an dem diesen der sexuelle Frust packen wird.

Oder denken wir an den aus dem 18. Jahrhundert verbürgten Fall des genital begabten Grafen von Zweckenberg, der seinem Schwager Friedrich von der Heide exakt den Tag vorhergesagt hat, an dem diesen durch Überforderung einer wesentlich jüngeren Geliebten endgültig die völlige Impotenz ereilte.

Gt zeigt sich aber nicht nur in geschlechtlichen Vorahnungen, sondern auch in *höchst kreativen bettlichen Leistungen*. Was z. B. Mozart als musikalisches Frühgenie war, ist nachweislich Albert Benzlinger aus Lörrach im Bett. Ihm gelang bereits mit 12 Jahren die Verführung von drei Frauen in einer Nacht, nachdem er durch eine Erscheinung in den Zustand höchster Erregung versetzt worden war.

Und denken wir schließlich an die berüchtigte Genitalität des letzten Fürsten von Naschwitz, dem es – wie Zeitzeugen glaubhaft versichern können – nach nur kurzem Nachdenken gelang, mit leichten Federstrichen drei sexuelle Positionen zu skizzieren, die bis dahin noch in keinem einschlägigen Stellungsverzeichnis zu finden waren.

Daß beim Erproben einer dieser genitalen Neustellungen – man nennt sie heute noch die *dritte Naschwitzsche Variante* – eine der Mägde des Fürsten erst nach zwei Tagen wieder entwirrt werden konnte, zeigt allerdings auch die Gefahren, wenn genital höchst Begabte mit durchschnittlich veranlagten Normalschläfern oder -schläferinnen in Verbindung geraten.

Daher sei denjenigen, die eher zu sexueller Hausmannskost neigen, dringend empfohlen, sich nicht mit höchst genitalen Frauen oder Männern einzulassen. Hier sollte im eigenen Interesse der Grundsatz «Schmuser bleib bei deinen Leisten» eingehalten werden – auch wenn es manchmal schwerfällt.

Größe, wahre

Im Gegensatz zur Ansicht deutscher Literaturklassiker (Goethe, Schiller, Kleist u. a.) zeigt sich beim Manne wahre Größe nicht in heroischen Konfliktsituationen (Liebe oder Vaterland u. ä.), sondern noch am ehesten beim Verlassen eines eiskalten Tauchbeckens in einer gut geführten Sauna.

Medizinisch exakte Messungen haben ergeben, daß bei Männern etwa bei 15 °Celsius Wassertemperatur der Punkt des intimen Minimums liegt. Bei noch geringeren Temperaturen, etwa bis an den Gefrierpunkt, sind dagegen keine weiteren Rückzugsgefechte mehr zu beobachten.

Partnerinnen geben sich hier leider zu oft unbegründeten Selbsttäuschungen hin, die als wehmütige Erinnerungen an durchlebte Erregungssituationen nur allzu verständlich sind.

Um so ernüchternder ist dann die Gewißheit wahrer Größe beim Partner. Sollte der *Tauchbeckentest* das männliche Selbstbewußtsein merklich erschüttern, empfehlen wir, der Partnerin nur noch ab Zimmertemperatur aufwärts Einblicke in intime Größenverhältnisse zu gewähren.

Hausfreund

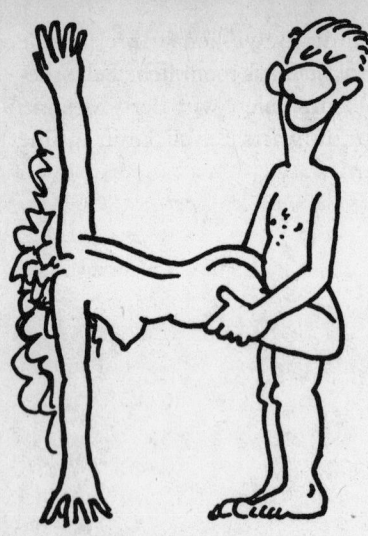

Während beruflich erfolgreiche Männer permanent stressgeplagt sind, von Termin zu Termin hetzen müssen und mangels körperlicher Reserven ihre geliebten Managergattinnen oft nur noch mit wertvollen Geschenken halb befriedigen können, wächst bei denselben der Wunsch, auch mal wieder etwas für die niederen Triebe zu tun.

Da früher Diener, Gärtner oder Butler für solche Dienste zur Verfügung standen, man denke nur an die berühmt-berüchtigte Lady Chatterley, muß heute aufgrund akuten Dienstbotenmangels zu anderen Mitteln gegriffen werden.

Gesucht werden von den so *sexfrustrierten Managergattinnen* männliche Wesen, die nicht nur für den Untergrundkampf am hellichten Tag zur Verfügung stehen, sondern auch ansonsten ein echtes Kontrastprogramm bieten.

Um H. eines solchen Luxusweibes zu werden, muß man mindestens folgende Eigenschaften besitzen:

- Viel Zeit, wenn tagsüber die gestressten Gatten unsere Volkswirtschaft voranbringen.
- Fröhlich-unbekümmerte Potenz auch nach starken Frontalangriffen von frustrierten Damen.
- Ein gesundes Maß an Unbescheidenheit, also auch die Bereitschaft, für die Gefälligkeiten kleinere oder größere Geldgeschenke oder Wertsachen zu akzeptieren.

Strittig ist noch, ob auch ein äußerliches *Konstrastprogramm* zum geliebten Gatten, also Jeans ohne Bügelfalten, Socken mit Zehenlüftung, Unrasiertheit mit leichtem Anflug von Mundgeruch, die Chancen, ein echter H. zu werden, eher erhöhen. Dies dürfte auf den Einzelfall ankommen.

Erfolgreicher H. in gehobenen Stadtrand-Villenvierteln kann natürlich nur werden, wem auch dann die geschlechtliche Bereitschaft nicht versagt, wenn die liebesdurstige Partnerin nach Ablegen der Luxusklamotten und Entfernen der oberen Make-up-Schichten ein eher vogelscheuchenartiges Äußeres offenbart. Hier wird der kernige Frontkämpfer gefordert, dem vor nichts graust.

Der berühmte griechische Sexualtherapeut Dr. Alexis Dildo hat jedoch bereits vor einigen Jahren in seiner aufsehenerregenden Schrift «Der Ersatzmann» nachweisen können, daß nicht alles, was den eigenen vielbeschäftigten Gatten ersetzt, nun völlig normal sein muß.

H. leiden nämlich des öfteren unter dem *«Ersatzmann-Syndrom»*. In der Tat gibt es offenbar viele junge Männer, die bei sexuell reizvollen gleichaltrigen oder jüngeren Damen kläglich versagen, aber mit steigender mondäner Abgetakeltheit der Partnerin geradezu nostalgische Rauschzustände erleben.

Hier liegt offenbar eine frühkindliche Störung vor, die bis zur sog. *«Oma-Liebe»* gehen kann. Wenn dann noch dieses gestörte Beziehungsverhalten durch reichhaltige Geschenke belohnt wird, ist selbst der kreativste Sexualtherapeut machtlos. Zumal umfangreiche Untersuchungsreihen ergeben haben, daß bei dem wirklich kranken H. auch das unbemerkte Unterschieben von Frischfleisch zur sofortigen und unwiderruflichen Impotenz (zumindest für diese Nacht) führt.

Wir empfehlen daher jungen Männern, die nicht vom H.-Dasein loskommen, einfach so weiterzumachen. Schließlich entlasten sie damit unsere erfolgreichen Wirtschaftsführer, ersparen ihnen Frustrationen im heimischen Schlafzimmer und leisten damit einen wichtigen Beitrag zu unserem wirtschaftlichen Wohlstand, der nur durch erfolggewohnte Manager gewährleistet werden kann.

Daß durch das Treiben der H. und deren häusliche Entlastung auch langgediente Chefsekretärinnen bei den nun frei aufatmenden Managern manche schöne Stunden erleben, sei hier nur am Rande erwähnt.

Heimarbeit

Wie im Wirtschaftsleben ist es auch bei der ehelichen Sexualbeschäftigung: Wenn Arbeiten außer Haus, etwa bei professionellen Damen wesentlich teurer kommt als die sog. Heimarbeit, wird man schon aus Kostengründen auf diese altbewährte Form *häuslicher Beschäftigung* (Heimerotik) zurückgreifen.

Eheliche Heimarbeit muß aber nicht nur finanzielle Gründe haben, sondern auch begründete – oder unbegründete – Angst des Gatten vor den Folgen außerhäuslicher Aktivitäten, z. B. Infektionen, unerwünschter Potenzzuwachs oder gar ein echtes Zweitverhältnis mit den bekannten verheerenden Folgen für die eheliche Zweisamkeit.

Heimarbeit ist also – so jedenfalls definiert es der Gesetzgeber im dritten Anhang zur Sittenwidrigkeitsverordnung – die ausschließlich in häuslicher Atmosphäre stattfindende geschlechtliche Betätigung mit immer derselben Frau, i. d. R. dem angetrauten Ehepartner.

Kann Heimarbeit schädlich sein oder gar krankhaft werden? Oder ist sie eher ein Zeichen gesunder Selbstbescheidenheit? Wie jahrelange streng wissenschaftliche Vergleiche zwischen Heimarbeitern und sog. Fremdarbeitern zeigen, muß beides voll bejaht werden.

Wer sich ausschließlich heimisch betätigt, sei es nun Mann oder Weib, lebt auf jeden Fall stressfreier und muß nicht die tiefe Frustration partnerlicher Qualitätsunterschiede erleben. Er / sie hat insofern ein *geordnetes Bettdasein* mit zeitlich gut verteilten Genußhöhepunkten (ca. einmal pro Woche bei schlechtem Fernsehprogramm), was auch körperlich nicht überfordert, sondern einem beamtenhaft ruhigen Dasein seine wahre Bestimmung verleiht.

Werden allerdings die Ruheintervalle (Essen, Zeitunglesen, Fernsehen usw.) immer länger, während die Unruheintervalle (zweisame sexuelle Betätigungen jeglicher Art) immer kürzer und seltener auftreten, dann steht der Übergang von der Heimarbeit zur Heimarbeitslosigkeit kurz bevor. Folge davon können schwerste Verkümmerungs- und Schrumpfungsprozesse sein, die dann etwa in Tierliebe oder Heimatliebe unmerklich übergehen können.

Andererseits kann – und da wollen wir die positiven Aspekte nicht verkennen – über Jahre praktizierte regelmäßige Heimarbeit ein wichtiger Schritt zur inneren Ruhe, also dem Einssein mit sich selbst, darstellen. So jedenfalls behaupten es nicht unbekannte katholische Sexualtheologen, die diesen Zustand ja am eigenen Leibe mit unkündbaren Haushälterinnen hinreichend erfahren haben.

Tatsächlich kann das vorwiegend samstags abends stattfindende gemeinsame seelische Miteinanderschwingen einen solchen Zustand von Zufriedenheit herbeiführen, daß notorische Fremdarbeiter vor Neid erblassen. «Eigene Frau ist Goldes wert» – dieser Satz eines in sich zufriedenen Heimarbeiters möge ein Hinweis darauf sein, daß das kluge Zusammenhalten der vielleicht etwas bescheidenen eigenen Kräfte auch seine Vorteile hat.

Liebestest für Frauen Teil II

Kennen Sie Ihren Partner (oder Ehemann), seine Bedürfnisse und Neigungen, dann beantworten Sie die folgenden Fragen!

Wo mag Ihr Partner gerne berührt werden?
- Die Stellen kann ich gar nicht alle nennen.   (3 Punkte)
- Natürlich dort, wo denn sonst.   (2 Punkte)
- Ich stütze ihn immer beim Treppensteigen.   (1 Punkt)

Wie könnte man seinen Partner morgens besonders angenehm wecken?
- Da gibt es gewisse Stellen, olala!   (3 Punkte)
- Mit einem Anruf, daß sein Chef heute nacht einen Herzinfarkt bekommen hat.   (2 Punkte)
- Er ist immer vor mir wach.   (1 Punkt)

Mit welchen Griffen können Sie Ihrem Partner Freude bereiten?
- Zweihändig – aber ordentlich!   (3 Punkte)
- Er ist ja so kitzelig.   (2 Punkte)
- Mit dem Griff zum Staubsauger.   (1 Punkt)

Was finden Sie an Ihrem Partner am schönsten?
- Er kann so schön ungestüm sein – auch nach fünf Bier.   (3 Punkte)
- Daß er sich jetzt täglich die Zähne putzt.   (2 Punkte)
- Sein Geld.   (1 Punkt)

Hat Ihr Partner Bedürfnisse, die Sie ihm bisher noch nicht erfüllt haben?
- Die Pferdenummer, aber wir haben noch keinen passenden Sattel gefunden.   (3 Punkte)
- Ich habe leider zuwenig Verständnis für sein Verhältnis mit seiner Sekretärin.   (2 Punkte)
- Frischer Grünkohl, aber der stinkt mir zu sehr in der Küche.   (1 Punkt)

Welche Punktzahl haben Sie? ...
Weiter geht's auf Seite 59!

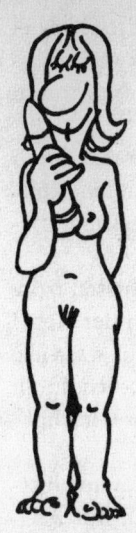

Impotinenz

Krankhafte Sucht, durch provozierendes Herausstrecken des Gesäßes andere Personen überheblich
zu reizen.

Das Leiden tritt fast ausschließlich bei Frauen
auf. Im Anfangsstadium – das in aller Regel schleichend ist – fallen erkrankte Frauen vor allem durch
zwei Eigentümlichkeiten auf:

- Kauf poformender Kleidungsstücke wie
  enge Jeans oder Röcke und gleichzeitig
  strikte Ablehnung von Kleidungsstücken,
  die die hinterwärtigen Konturen nur ver-
  schwommen hervortreten lassen.
- Heimliche Herausstreckübungen des *Hin-
  terteils*, z. B. nach dem samstäglichen Ba-
  den; dabei entwickeln Erkrankte das Verlangen, Ganz-
  körperspiegel an verschiedenen, möglichst von anderen
  nicht einsehbaren Stellen in der Wohnung anbringen zu
  lassen.

Im zweiten Krankheitsstadium wird impotinentes Verhalten
nicht nur im häuslichen Bereich praktiziert, sondern überwiegend an öffentlichen Orten wie Fußgängerzonen, Restaurants,
in öffentlichen Schwimmbädern und – vor allem – am Arbeitsplatz.

Nun gibt es im weiteren Verlauf der Erkrankung zwei unterschiedliche Entwicklungen, die klinisch streng voneinander zu
trennen sind:

- die erfolgreiche I.
- die erfolglose I.

Im ersteren Falle ist die körperliche Veranlagung der Patientin
geeignet, bei männlichen Betrachtern Wohlgefallen bis Lust zu
erregen.

Im zweiten Falle bahnt sich bei der Patientin ein tiefgreifender
Frust an, weil ihre füllige körperliche Ausstattung bei männlichen Betrachtern (bis auf einige Po-Extremisten) leider nicht
den gewünschten Erfolg zeigt.

Der Grenzwert zwischen beiden Formen der I. dürfte etwa bei *Po-Größe* 42 liegen; d. h., 40er Hinterteile können noch erfolgreich impotiniert werden, während bereits bei 44er Nummern leider eher Frustrationseffekte zu erwarten sind.

Zudem kann es bei übergewichtigen hinteren Regionen durch permanentes Herausstrecken derselben zu irreversiblen Rückenmarksverkrümmungen mit stark überhängendem Oberkörper kommen (Watschel-Syndrom).

Damen mit starkem Drang zu impotinentem Verhalten trotz ungünstiger Größenverhältnisse (man erkennt sie in der Regel an hautengen Lederhosen der Größe 46 aufwärts, für die viele Kälber ihr Fell lassen mußten), sei dringend geraten, sich durch selbsttherapeutische Maßnahmen wieder seelisches Gleichgewicht zu verschaffen.

Da normalerweise eine Schrumpfung des Gesäßes auf lustvolle, kleinere Größen nicht mehr gelingt (natürlich mit Ausnahme der sehr verdienstvollen Powatchers), sei das von Prof. Analinsky entwickelte *Selbstwahrnehmungstraining* empfohlen.

Hier werden den Patientinnen mit Hilfe von Videofilmen eine Vielzahl so schwergewichtiger Hinterteile vorgeführt, daß sie ihre eigenen Ausmaße als geradezu zierlich empfinden müssen.

Kann der Therapeut an die Patientin dann noch einen Partner vermitteln, dessen Größenwahrnehmung in diesem Frequenzbereich ebenfalls nachhaltig gestört ist, wird zumindest am heimischen Kamin impotinentes Gehabe seiner Partnerin (später zwangsläufig Ehefrau), wenn auch in unregelmäßigen Abständen, Belohnung finden.

Jungfrauengeburt

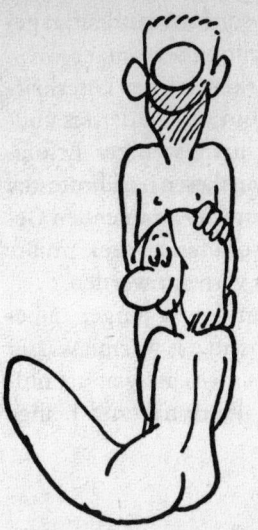

Hiermit ist natürlich nicht die Geburt eines noch unbefleckten weiblichen Säuglings gemeint, sondern ein äußerst kompliziertes medizinisches Phänomen.

Bisher ist allerdings erst ein wissenschaftlich nachgewiesener Fall dieses Leidens bekannt; alle anderen Fälle konnten nachträglich gerichtlich geklärt werden.

Trotzdem gibt gerade dieser eine Fall Anlaß genug, sich näher mit der Sache zu befassen.

Normalerweise betritt das kinderanregende männliche Sperma auf dem dafür vorgesehenen Weg den weiblichen Körper, um dort sein Werk zu tun. Beim erstmaligen Betreten wird dabei – um im Bild zu bleiben – das *Werkstor* leicht beschädigt, was in Zukunft der Früh- oder Spätschicht ein schnelleres Erreichen des Arbeitsplatzes ermöglicht.

Genau um diese Werkstordemolierung geht es aber!

So ist der Fall einer *Schreinersgattin* durch die Presse gegangen, bei der nachgewiesenermaßen nichts beschädigt wurde und trotzdem nach neun Monaten ein recht ansehnlicher Lausbub die Welt betrat.

Da nun der Schreiner schon in frühen Jahren wegen unsachgemäßer Arbeit an einer Kreissäge intim stark beschädigt worden war und seine Gattin an sonstigen Männern absolut kein Interesse hatte, sah sich ein renommiertes Gynäkologenteam genötigt, der Sache nachzugehen.

Und in der Tat! Unbeschädigtes Werkstor, aber jede Menge Beschäftigte auf dem Fabrikgelände – ein einmaliges Phänomen!

Wie konnten sich nun die männlichen Etwasse unbemerkt einschleichen, ohne ihre Eintrittskarte abzugeben? Die Erklärung ist ganz einfach – es handelte sich um ein *übersinnliches Be-*

treten. Hier wurde nicht transportiert, sondern eindeutig ge-
beamt, wie wir es aus der Weltraumforschung kennen.

Von dieser exakt wissenschaftlichen Erklärung des Unerklär-
lichen zurück zur Erde: Oberin Josefa vom Orden der Freund-
lichen Fräulein des Heiligen St. Ogino hatte weniger Erfolg.
Ihre Behauptung (wir erinnern uns noch an diesen berühmtesten
Sensationsprozeß der Adenauer-Ära), trotz der strahlenden Geburt eines Nachkommen ebenfalls unbeschädigt zu sein, mußte
nach mehreren Ortsterminen gerichtlich verneint werden.

Josefas Ohnmachtsanfall, während ein Trupp junger unbe-
schwerter Klempner im maroden Damenstift das warme Wasser
wieder zum Laufen brachte, wurde vom Gericht zwar als mil-
dernder Umstand, nicht aber als auch nur annähernd heilige
Handlung gewertet.

Kinderreichtum

Bei welcher Anzahl von selbst gezeugten und zur Welt gebrachten Kindern von bemerkenswerten ehelichen Verhältnissen gesprochen werden darf, darüber gehen die Meinungen der Experten noch weit auseinander.

Nach neuesten Erkenntnissen des Bundesfamilienministeriums können wir für die Bundesrepublik die Familiengrößen in folgende Klassen einteilen:

1–2 Kinder = Normalklasse
3–4 Kinder = Gefahrenklasse I
5–6 Kinder = Gefahrenklasse II
7 und mehr Kinder = Gefahrenklasse II S

Sind 3 bis 4 Kinder (selbstgemacht natürlich) vorhanden, so handelt es sich um den Familientyp der Gefahrenklasse I: Hier hatten in aller Regel die Eltern völlig unrealistische Vorstellungen über ihr eigenes Einkommen oder die Kosten von Kindern in der Phase der Vermehrungsentscheidungen. Eine Ausnahme bilden hier nur jene Ehepaare, bei denen durch Zwillingsaufkommen die genannte Familiengröße unbeabsichtigt entstanden ist.

Bei 5 bis 6 Kindern kann es sich einmal um Kenntnislücken in bezug auf Verhütungsstrategien handeln. Viel wahrscheinlicher ist aber, daß der Vater der irrigen Auffassung ist, Erziehung von Kindern sei in größeren Mengen einfacher als in kleineren. Dieses Vorurteil ist häufig bei berufstätigen Lehrern anzutreffen, aber auch bei Managern, die sich in größeren Geschäftskonferenzen wohler fühlen als bei Einzelverhandlungen.

Bei sieben und mehr Kindern – also der Gefahrenklasse II S – ist wahrscheinlich irgendwann im Laufe der Familienvergrößerung bei Mutter und Vater ein gewisser *Gewöhnungseffekt* aufgetreten, der vorausschauendes Planen nachhaltig verhindert hat. Interessanterweise finden sich diese Gewöhnungserscheinungen sehr häufig bei Berufsgruppen, die auch ansonsten mit dem Glauben an übersinnliche Kräfte befaßt sind. Als Beispiel seien hier nur evangelische Geistliche und Hochseilartisten genannt.

Übrigens ein wichtiger Hinweis: Je mehr Kinder zu einer Familie gehören, um so mehr können Vater und Mutter eigene Wege gehen. Dies ist wissenschaftlich erwiesen! Bei großen Familien wird ihre zeitweise Abwesenheit gar nicht mehr bemerkt, während in den typischen Ein- und Zweikindfamilien die Abwesenheit eines Familienmitgliedes natürlich sofort auffällt.

Daß man, um endlich ungestört seinen eigenen Hobbies nachgehen zu können, allerdings die Kinderzahl auf das dafür notwendige Maß steigern sollte, kann selbst die Bundesfamilienministerin nicht uneingeschränkt empfehlen.

Korsettose (Ko)

Krankhaftes Bedürfnis, immer wissen zu wollen, welche Unterwäsche ein anderer Mensch anhat. Die Bezeichnung leitet sich aus dem Wort «Korsett» ab, man spricht hier auch von *Korsage-Sucht* oder *Miederwahn*.

Die Krankheit tritt plötzlich und erwartet bei Männern überwiegend im vierten Lebensjahrzehnt auf und kann zu schwersten Störungen im beruflichen und privaten Bereich führen.

Die hier am häufigsten auftretenden Symptome sind
– der BH-Blick,
– das Verschnürungstasten und
– das Schlüpferahnen.
Beim sog. *BH-Blick* versucht der Erkrankte zunächst rein wahrnehmungsmäßig bei Personen weiblichen Geschlechts festzustellen, ob diese einen solchen tragen. Während früher schon ein oberflächliches augenmäßiges Absuchen der in Frage kommenden Körperpartien dem Sucher echte Gewißheit bringen konnte, wird die Suche durch die heutzutage üblichen neuarti-

gen BH-Konstruktionen (Leichtbauweise) wesentlich erschwert. Oft kann der Erkrankte nur durch Entdecken eines Trägers am Halsausschnitt der Dame oder des rückwärtigen BH-Sicherheitsgurtes seinem Erkenntnisdrang Befriedigung verschaffen.

Eine Steigerung des BH-Blicks ist der sog. BH-Griff, durch den man tastenderweise sich Gewißheit über das Vorhandensein dieses weiblichen Rückhaltesystems verschaffen kann. Ein solcher Griff kann z. B. bevorzugt und unauffällig während der klassischen Standardtanzsituationen angebracht werden. Da nimmt es nicht wunder, daß sich diese Tanzhaltung bei älteren Männern besonderer Beliebtheit erfreut. Oft ist es eben nicht geordnetes Bewegungsbedürfnis, was bei den Herren zu klassischer Tanzfreude führt, sondern schlichte, vielleicht noch nicht entdeckte Ko.

Das *Ertasten von Verschnürungen* als zweites wesentliches Symptom von Ko ist heute stark rückläufig, da die hier im Lustmittelpunkt stehenden Objekte – also die traditionell handgeschnürten weiblichen Bändigungsmittel – immer seltener werden. Schließlich bekennen sich heutzutage auch die schwergewichtigeren Damen in aller Öffentlichkeit zu ihren Problemzonen.

Nach wie vor häufig ist das dritte Symptom – das krankhafte *Schlüpferahnen*. Hier versucht der Ko-Infizierte permanent herauszufinden, was andere Damen im unteren Intimbereich tragen. Während bei engen, poformenden Hosen die Diagnose oft sehr leicht fällt, können feste Jeans oder gar weite Röcke den Ko-Erkrankten zu schlichtem Wahnsinn treiben, zumal die Angelegenheit auch beim Tanz durch Tastbewegungen oft nur schwer lösbar ist. Gegenlichtsituationen bei durchsichtigen Röcken geben dem Ko-Erkrankten wiederum jene Sicherheit, die er für sein seelisches Gleichgewicht so dringend braucht.

Die Ursachen für Korsettose sind leider wissenschaftlich noch im dunkeln. Breitangelegte tiefenpsychologische Reihenuntersuchungen von Ko-Kranken haben jedoch ein erstes Licht in dieses Dunkel gebracht. Danach handelt es sich um Männer mit hoher geistiger Wachheit und weit überdurchschnittlicher Neugier, die sich nicht allein auf die weibliche Unterwäsche erstreckt. Daß Ko-Kranke überdurchschnittlich häufig mehrere Tageszeitungen lesen, ja sogar alle Minister unserer Bundesregierung namentlich nennen können und im Bekanntenkreis als zuverlässige Informationsbörse in jeder Hinsicht gelten, zeigt: Diese Krankheit kann sich auf dem Boden einer allgemein neugierigen Persönlichkeit hervorragend entwickeln.

Gefahr droht den Ko-Erkrankten insbesondere in Sommermonaten im Straßenverkehr, da sie durch ihren Forscherdrang bei weiblicher Sommerkleidung dermaßen abgelenkt werden, daß es zu krankheitstypischen Verkehrsunfällen kommt.

Mit einem Ko-Kranken, der schon mehrfach überfahren wurde, konnte nun erstmals ein therapeutischer Durchbruch erzielt werden. Der Patient mußte dreimal täglich fünf Dessous-Kataloge führender Markenfabrikanten durchsehen, was seine Erkrankung nach wenigen Tagen radikal linderte. Optimal scheint diese Therapie leider noch nicht zu sein, denn wenig später wurde der Patient wiederum in einen schweren Verkehrsunfall verwickelt, als er versuchte, aus seinem Kraftfahrzeug einem neben ihm wartenden männlichen Radfahrer erkundungsgemäß über das Gesäß zu streichen.

Liebestest für Männer Teil III

Nun kommen Ihre sexuellen Vorlieben und Gewohnheiten dran. Aber bitte ehrlich antworten!

Was halten Sie von Liebe bei voller Beleuchtung?
- o   Toll, bei uns können dann auch die Nachbarn zugucken!   (3 Punkte)
- o   Kann leider nur im Dunkeln.   (2 Punkte)
- o   Kommt nicht in Frage – bei diesen Strompreisen.   (1 Punkt)

Was halten Sie von Selbstbefriedigung?
- o   Tolle Sache – am besten stündlich.   (3 Punkte)
- o   Schwächt das Rückenmark, soviel ich weiß.   (2 Punkte)
- o   Schweinereien kommen mir nicht ins Haus!   (1 Punkt)

Wenn die Kinder am Sonntagnachmittag ins Kino gehen, was könnte man dann tun?
- o   Treiben in allen Räumen.   (3 Punkte)
- o   Tante Martha zum Kaffeetrinken einladen.   (2 Punkte)
- o   Das Kinderzimmer tapezieren.   (1 Punkt)

Mögen Sie es lieber «griechisch» oder «französisch»?
- o   Beides gleichzeitig.   (3 Punkte)
- o   Am liebsten normal – völlig normal.   (2 Punkte)
- o   Wir essen lieber bayerisch.   (1 Punkt)

Wann haben Sie Ihre Partnerin zum letztenmal geliebt?
- o   Gerade eben.   (3 Punkte)
- o   Da muß ich in meinem Terminkalender nachschauen.   (2 Punkte)
- o   Letztes Jahr, ich glaube im August, als der Fernseher kaputt gegangen ist.   (1 Punkt)

Vergessen Sie nicht Ihre Punktzahl: . . .
Bitte weiter auf Seite 73!

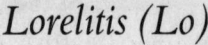

Lorelitis (Lo)

Lustvoller Zwang, nachts Berge zu besteigen, sich dort auszuziehen und beim Kämmen der Haare verführerische Gesänge anzustimmen.

Die Bezeichnung dieser Krankheit leitet sich von einer gewissen Dame mit dem Vornamen Loreley ab, bei der dieses Leiden zum erstenmal beobachtet worden sein soll.

Das Leiden tritt interessanterweise nur in der Nähe von Flüssen mit *Binnenschiffahrt* auf und ist auf etwa zwanzigjährige Frauen mit blonden, langen Haaren beschränkt.

Während Lo der Erkrankten selbst kaum schadet – von Fußverstauchungen beim Auf- und Abstieg und grippalen Infekten durch das Ausziehen bei ungünstiger Witterung einmal abgesehen –, richtet sie unter Männern verheerenden Schaden an.

Es werden Fälle berichtet, bei denen Lo-erkrankte Damen die Fahrzeugführer von Binnenschiffen durch ihr obszönes Gebaren derart verwirrten, daß diese unter Mißachtung der internationalen Schiffahrtsordnung auf Grund liefen und durch über Bord gehende Fracht erhebliche Umweltschäden in den betroffenen Flüssen anrichteten.

Von besonders gravierenden Fällen dieser Art an einem bestimmten Abschnitt des Rheins berichtete bereits im vorigen Jahrhundert der bekannte Sexuallyriker Heinrich Heine in einem Gutachten, das noch heute von zahlreichen männlichen Expertenteams auf Fachtagungen gesungen wird.

Lo ist höchstwahrscheinlich eine rheinische Form von Exhibitionismus, wobei Kämmen und Gesang als besondere Symptome hinzukommen. Es handelt sich in allen bisher bekannt gewordenen Fällen um noch unversehrte Jungfrauen, die sich durch kleinbürgerliche, sittenstrenge Verhältnisse im Elternhaus daran gehindert fühlten, ihre vorhandenen Reize der Männerwelt auf legalem Wege mitzuteilen.

Der *Bergbesteigungszwang* ist als pubertäre Reaktion auf elterliche Bewegungsarmut («Wir haben ja ein Auto!») und das Singen auf die zu Hause herrschende Feierabendatmosphäre («Ruhe, der Fernseher läuft!») zu deuten.

Daß der Kämmzwang, der ja lange Haare voraussetzt, bisher nur bei jungen Frauen beobachtet wurde, deren Mütter emanzipatorische Kurzhaarfrisuren trugen, zeigt die Bedeutung des Mutter-Tochter-Konflikts bei diesem Krankheitsbild.

Wenn man nun eine gutentwickelte, blondhaarige Tochter sein eigen nennen darf, die aus Trotz ihre Haare lang wachsen läßt und Gesangstunden nimmt, sollte man spätestens beim Kauf von Wanderschuhen und Nachtwanderkarten hellhörig werden. Wenn dann noch der Wohnort in der Nähe eines Gewässers mit reger Binnenschiffahrt liegt, wird es Zeit, therapeutische Gegenmaßnahmen zu ergreifen.

Es empfiehlt sich in solchen Fällen, der Lo-Gefährdeten bei schönem Wetter Gelegenheit zu geben, sich im Vorgarten auszuziehen und dort singenderweise ihr Haar zu kämmen. Allerdings muß bei diesen therapeutischen Übungen durch Absprache mit der Verkehrsbehörde sichergestellt werden, daß hier nicht auf der Straße jenes Chaos entsteht, welches uns von den Binnenschiffern schon hinreichend vertraut ist.

Luxusweib

Wer als Mann auf der Flucht vor tristen häuslichen Verhältnissen (kritisierendes Eheweib, lautstark kommunizierende Kinder u. v. a. m.) ist und über nicht unerhebliche finanzielle Mittel verfügt, die allerdings der Übersicht und Kontrolle seiner Angetrauten entzogen sein müssen, dem ist ggf. die Unterhaltung eines Luxusweibes zu empfehlen.

Das Luxusweib zeichnet sich durch folgende Eigenschaften aus:
– Immer nach den neuesten modischen Vorstellungen gestylt (sozusagen outfit en vogue).
– Erweckt in Begleitung eines Mannes beim Betreten von Lo-

kalitäten oder beim Flanieren auf dafür geeigneten Boulevards mit größter Sicherheit den Neid anderer Männer.

- Kann hervorragend über wichtige Dinge des Lebens wie Kleidung, gesellschaftliche Treffpunkte (Wo geht man z. Z. hin?), sportliche Aktivitäten (Tennis, Skifahren, ggf. auch Squash oder Reiten) trefflich parlieren.
- Kommt nie auf die Idee, beim Ausgang mit einem durch ihre Anwesenheit geehrten Partner auch nur das Angebot einer finanziellen Beteiligung an den jeweils vorliegenden Rechnungen zu machen.
- Ist zumeist bei handfesten sexuellen Aktivitäten wesentlich zurückhaltender, als es zunächst den Anschein hat (schließlich muß man als Luxusweib auch im Bett darauf achten, daß die neugestylte, sündhaft teure Frisur nicht beschädigt wird).

Noch ein wichtiger Hinweis: Normalerweise ist ein Luxusweib eher von *durchschnittlicher Intelligenz* und wechselt sofort das Thema, wenn die oben genannten Redegebiete verlassen werden. Ein Luxusweib dieses Typs eignet sich hervorragend für den geistig weniger anspruchsvollen Partner, der die gemeinsamen Gespräche dann noch durch Kenntnisse über Geschäftsbeziehungen, Kraftfahrzeuge oder männliche Betätigungsfelder wie Surfen oder Bodybuilding ergänzen kann.

Wichtig hier, daß das Luxusweib bei gesellschaftlich bedeutsamen Ereignissen (z. B. Essen mit Geschäftsfreunden) im richtigen Moment in Schweigen verfallen kann oder einen Themenwechsel auf ureigene Wissensgebiete temperamentvoll durchzusetzen vermag.

Wesentlich schwieriger ist dagegen das mit *überdurchschnittlicher Intelligenz* gesegnete Luxusweib, das z. B. auch über kulturelle Ereignisse oder gar tagespolitische Themen profund zu reden weiß. Wenn noch Kenntnisse über geschäftliches Knowhow hinzukommen, wird der Partner prüfen müssen, ob sich die Investition lohnt. Denn schließlich soll das Luxusweib den Partner äußerlich und bettlich bereichern, aber nicht in Selbstzweifel stürzen.

Noch schlimmer: Intelligente Luxusfrauen sind u. U. bereit, sich auf eine, wenn auch emanzipierte, Hausfrauenrolle einzulassen, wenn der hier seltene Fall von Liebe hinzukommt, was der ehelichen Treue dann doch gefährlich werden kann!

Therapeutisch gesehen gibt es wenig Luxusfrauen, die unter ihrem Zustand seelisch leiden. Insofern sind Hilferufe aus diesen Kreisen äußerst selten. Problematischer ist es schon, wenn mit zunehmendem Alter beim Luxusweib gewisse äußere Verfallserscheinungen auftreten, die dann zu irgendeinem verfluchten Zeitpunkt auch durch wertvolle Kleidung, Schmuck, Sonnenbank oder flotte Sprüche nicht mehr zu verdecken sind.

In solchen Fällen ist dann häufig zu beobachten, daß durch einen bescheidenen Wohlstand (kleinere, gutgehende Boutique, die einem zum rechten Zeitpunkt verehrt wurde) die Notwendigkeit zahlungskräftiger Partner nicht mehr gegeben ist und man sich jetzt selbst einen natürlich wesentlich jüngeren *Luxusjüngling* halten kann, dessen wichtigste Eigenschaften (hervorragendes Aussehen, stark begrenzte Wissensgebiete, immer geldbedürftig) ja aus der eigenen Karriere hinreichend bekannt sind.

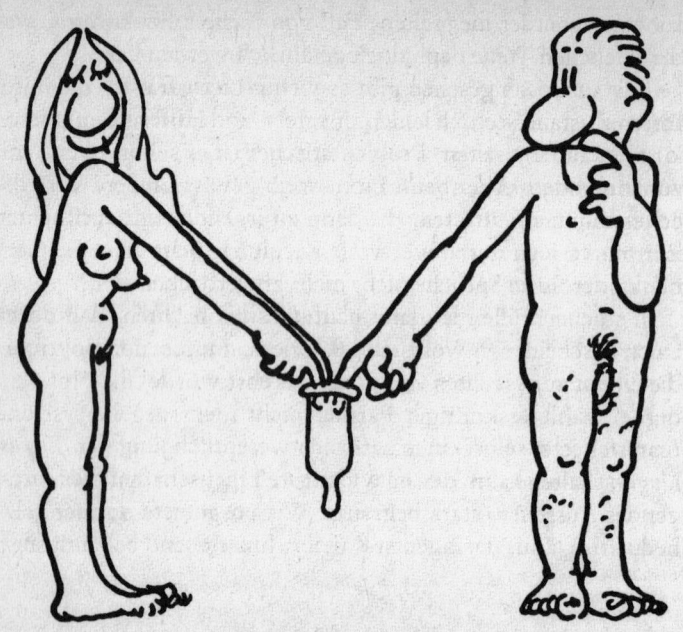

Möbelmißbrauch, sexueller

Im Gegensatz zu krankhaften Lastern wie Alkohol-, Nikotin- und Tablettenmißbrauch zählt der sog. Möbelmißbrauch zu den eher angenehmen Freizeitbeschäftigungen.

Dem unbedarften Leser sei als Einführung in diese schwierige, aber lustvolle Thematik mitgeteilt, daß unsere *häuslichen Einrichtungsgegenstände* von ihren Konstrukteuren für einen bestimmten Zweck gedacht sind. Zum Beispiel der Stuhl zum Sitzen, der Eßtisch – wie der Name schon sagt – zur Einnahme der Mahlzeiten, der Teppich zum Begehen und die Dusche zum Zweck der Körperreinigung, um nur einige Beispiele zu nennen.

Werden nun im Rahmen einer Erweiterung eines *gemischtgeschlechtlichen Bewegungsprogramms* über den traditionellen Austragungsort hinaus (gemeint ist das Ehebett) weitere Einrichtungsgegenstände einbezogen, so kann dies sehr leicht zu einer mißbräuchlichen, ja gefährlichen (weil vom Hersteller nicht vorgesehenen) Nutzung kommen.

Daß sexueller Möbelmißbrauch zu gefährlichen Unfällen führen kann, ist den zuständigen Behörden längst bekannt. Um so mehr verwundert es, daß erst jetzt eine einschlägige Verordnung über den Gebrauch von Möbeln und anderen Einrichtungsgegenständen bei geschlechtlichen Heimaktivitäten erlassen worden ist.

Danach haftet der Hersteller nicht, wenn die in der Verordnung genannten Einrichtungsgegenstände in einer Weise benutzt werden, wie das ein anständiger Mensch einfach nicht tut. Dazu einige Beispiele aus der Praxis:

Teppich
Teppiche als Bodenbeläge sind grundsätzlich nur für das Betreten und Begehen mit den Füßen konstruiert. Bei Geschlechtskontakten auf Teppichen – oder noch schlimmer Teppichböden – kann es durch großflächige Reibbewegungen zu Hautreizungen und in schlimmeren Fällen sogar zu Verbrennungen kommen!

Dusche
Duschkabinen sind grundsätzlich nur für eine erwachsene Person (75 kg) gebaut. Halten sich zwei oder mehr erwachsene Personen in einer genormten Duschkabine auf und vollführen dort etwa noch ruckartige Bewegungen (oder gar einbeiniges Stehen), so droht die Gefahr des Ausrutschens mit allen denkbaren Folgen.

Bett
Zweiliegige Ehebetten sind von der Konstruktion her nur für den Längsverkehr gebaut. Bei querliegenden und heftigen Bewegungen kann es zu einem Bruch der Verankerung zwischen beiden Betteilen kommen. Folge: Verklemmungen in der sog. Besucherritze mit der Gefahr des Durchfalls.

Sessel / Stuhl

Hier handelt es sich um Möbelstücke, die typischerweise dem Sitzen dienen. Sexualakrobatische Übungen, bei denen ein oder mehr Partner / Partnerinnen auf diesen Möbelstücken stehen, hocken oder aufliegen, führen mit hoher Wahrscheinlichkeit zum Sturz, wenn nicht gar zum Einsturz. Gleiches gilt für Couches oder Sofas.

Tisch / Eßtisch

Tische sind konstruktiv für das Abstellen oder Ablegen von Gegenständen (z. B. Eßgeschirr einschließlich zugehöriger Speisen) gedacht. Wird nun ein Tisch durch Darauflegen des Partners oder der Partnerin mit anschließenden Quer- oder Längsbewegungen mißbräuchlich genutzt, so ist neben Sturz und Fall auch mit Rückenbeschwernissen (Aufscheuern, Ankleben am Tischbelag u. ä.) zu rechnen.

Fazit: Bitte benutzen Sie bei allen geschlechtlichen Übungen Einrichtungsgegenstände schonend und im Sinne ihrer Bestimmung! Sie werden es Ihnen danken!

Moralin

Ein Ende des letzten Jahrhunderts von den Vereinigten Berliner Kokain-Werken neu entwickeltes, hochwirksames *Rauschgift*.

Moralinabhängigkeit und schließlich Moralinsucht treten vor allem im Zustand hoher sexueller Frustration auf, d. h., es sind besonders Personengruppen wie ältliche Jungfern, katholische Familienpolitiker in den Wechseljahren, Geistliche mit alternden Haushälterinnen usw. gefährdet.

In den achtziger Jahren des vorigen Jahrhunderts trat die erste ernsthafte Moralinepidemie auf (die berühmte Kaiser-Wilhelm-Epidemie). Eine zweite Phase starker Moralinverseuchung breiter Bevölkerungskreise war in den Jahren ab 1933 zu verzeichnen (Führer-Epidemie) und schließlich in den fünfziger und sechziger Jahren unseres Jahrhunderts (Adenauer-Epidemie). Das heißt, die Moralingefährdung der deutschen Bevölkerung ist unabhängig von der jeweils herrschenden Regierung. Sie wird nach heutigen Erkenntnissen im wesentlichen hervorgerufen durch periodisch wiederkehrende Störungen der Allgemeinbefindlichkeit der Bevölkerung, ist somit eine echte *gottgewollte Volksseuche.*

Die gesellschaftsschädliche Wirkung von Moralin liegt eindeutig in den Symptomen, die bei extremen Rauschzuständen auftreten. Moralinabhängige fallen z. B. im Straßenbild dadurch auf, daß sie

- Zeitschriften mit Abbildungen nackter und halbnackter Tatsachen aus den Kioskständern reißen,
- aufreizend gehenden oder gekleideten jungen Damen gegenüber Beschimpfungen ausstoßen, was bis zu Handgreiflichkeiten gehen kann,
- sich vor Sexläden oder Lustkinos mit Transparenten aufstellen und auf das Verwerfliche eines Besuchs hinweisen u. v. m.

Da Moralin von interessierten (z. B. kirchlichen) Kreisen kostenlos verteilt wird, können die Süchtigen relativ leicht an ihre tägliche Dosis gelangen und so ihr aufrührerisches Tun ungehemmt fortsetzen.

Die Ehefrauen moralinabhängiger Männer klagen über schwerste Ausfallserscheinungen beim bettlichen Beieinandersein bis hin zum totalen Erlöschen des Interesses am dortigen Geschehen.

Moralingeschädigte Ehemänner sind dagegen seltener, da süchtige Frauen die Kontaktaufnahme mit dem anderen Geschlecht schon in frühen Jahren strikt umgangen haben.

Der schließlich als Folge langjähriger Sucht auftretende bettlägerige Zustand ist im wesentlichen gekennzeichnet durch eine Verkrampfung des Gehirns bei gleichzeitiger Erstarrung der Hände im Geschlechtsbereich.

Da Moralinabhängigkeit schleichend und dann überfallsartig auftritt, sind die Heilungsaussichten sehr gering. Natürlich gibt es Besserungschancen, wenn es gelingt, die Moralinabhängigen von den Stellen fernzuhalten, wo sie das Rauschmittel kostenlos bekommen können.

Spontane Heilungen gibt es natürlich auch, wie der Fall einer vor einem Sexkino protestierenden älteren Dame zeigt, die mit einem gleichzeitig protestierenden Mann später eine recht innige Liebesbeziehung gefunden haben soll. Allerdings erst, nachdem beide Partner aus Versehen in eine Vorstellung des belagerten Kinos hineingeraten waren.

Liebestest für Frauen Teil III

Jetzt geht es um Ihre sexuellen Neigungen und um die Liebesvorbereitung. Bitte ehrlich antworten!

Setzen Sie sich nackt vor einen Spiegel. Was empfinden Sie?

o Da wird mir so heiß, daß der Spiegel
   beschlägt.   (3 Punkte)
o Ich sollte mal wieder abnehmen.   (2 Punkte)
o Der Spiegel müßte mal geputzt werden.   (1 Punkt)

Was ist Ihre Lieblingsstellung?

o Knieend, am besten mit drei Männern
   gleichzeitig.   (3 Punkte)
o Da muß ich meinen Mann fragen.   (2 Punkte)
o Am liebsten wäre ich im Verkauf tätig.   (1 Punkt)

Was kann man mit Eis am Stiel lernen?

o Nicht reinzubeißen.   (3 Punkte)
o Die Übung ist mir zu kalorienreich.   (2 Punkte)
o Die geben sich wirklich Mühe mit diesen
   neuen Eissorten.   (1 Punkt)

Man kann Parfum auch an ganz besondere Stellen auftragen. Wo zum Beispiel?

o Damit er auch blind den richtigen Weg
   findet.   (3 Punkte)
o Wo es nicht juckt.   (2 Punkte)
o Kernseife ist ökologisch besser.   (1 Punkt)

Welche Stellungen lehnt Ihr Partner ab?

o Wenn ich meine drei Freundinnen
   mitbringe, fühlt er sich immer so
   überfordert.   (3 Punkte)

○ Beim Knien im Freien hat er sich letztens
  Rheuma geholt.   (2 Punkte)
○ Der will nicht Abteilungsleiter werden, der
  Dummkopf.   (1 Punkt)

Vergessen Sie nicht Ihre Punktzahl! ...
Weiter geht's auf Seite 80!

Nachspiel

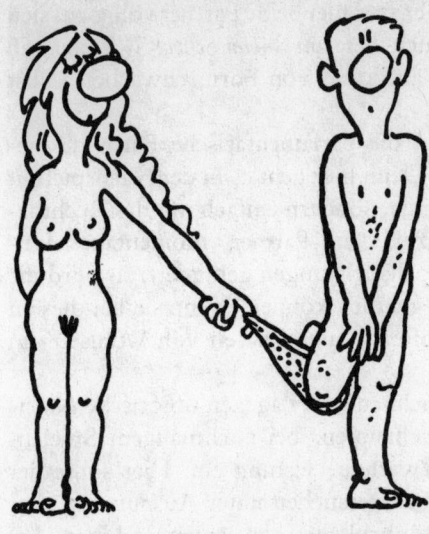

Hierunter fallen freiwillige oder unfreiwillige Aktivitäten eines Partners, obwohl die Spielzeit bereits überschritten ist.

Wir unterscheiden die drei wichtigsten Formen des Nachspiels:
– das Nachspiel beim Fußball,
– das parlamentarische Nachspiel,
– das sexuelle Nachspiel.

Alle drei Formen unterscheiden sich in wesentlichen Punkten. Während das Nachspiel beim Fußball durch den Schiedsrichter angeordnet werden muß, weil während der regulären *Spielzeit* von etwa 90 Minuten durch mutwillige Unterbrechungen (Ohrfeigen des Gegners, Rückgaben des Torwarts, jegliche Form von Schwalben u. ä.) die zur Verfügung stehende Zeit nicht sinnvoll ausgenutzt wurde, ist das parlamentarische Nachspiel der Versuch der Opposition, durch die jeweilige Regierung geschaffene sog. vollendete Tatsachen durch nachträgliches Palavern im Parlament sinnloserweise wieder aufzuwärmen.

Nun das sexuelle Nachspiel:

Hier versucht zumeist der Partner, Spielfehler während des normalen Matches nachträglich wiedergutzumachen, trotz merklich geschwächter Kondition. In diesem Fall ist die emanzipierte Partnerin gefragt, die sich in freier Entscheidung die Frage stellen muß, ob ein zweiter Anlauf die Enttäuschungen der ersten Spielzeit in den Schatten stellen könnte.

Leider fehlt in solchen Situationen ein neutraler *Bettschiedsrichter*, der objektiv und leidenschaftslos unter Berücksichtigung des Zustandes beider Partner über einen neuen Anpfiff entscheiden könnte. Daher sind hier beide Partner völlig auf sich gestellt, müssen also auch bei *einvernehmlichem Wiederanpfiff* mögliche Frustrationen aufgrund von Formschwächen selbst tragen.

Viel gefährlicher kann die parlamentarische Form des sexuellen Nachspiels sein. Denn hier geht es in der Nachspielzeit bekanntlich nicht um Taten, sondern einfach um das Rechthabenwollen. Behauptet z. B. der Partner, momentanes Unwohlsein habe ihn an Höchstleistungen gehindert, so wird die Partnerin dies nur dann glauben können, wenn sie bei diesem Partner zumindest des öfteren auch Phasen von Wohlsein im Bett erlebt hat.

Als krankhaft zu bezeichnen sind dagegen notorische Nachspieler, die immerfort behaupten, bei nochmaligem Spielanpfiff trete endlich die erwartete Leistung ein. Hier sollte der Partner nach mehreren Fehlversuchen unter Ausnutzung aller Spielzeitverlängerungsmöglichkeiten zu einem fähigen Sexualmediziner geschickt werden. Dieser kann sicherlich in kürzester Zeit feststellen, ob es sich hier um zeitloses Unvermögen oder nur um langsames Temperament (Sex nach *Berner Art*) handelt.

Im zweiten Falle braucht die Partnerin nur ein gerüttelt Maß an Geduld, um endlich zum gewünschten Ergebnis zu kommen. Im ersten Falle sollte man sich einen *Hausfreund* zulegen, der in der Lage ist, innerhalb von 90 Minuten zumindest ein Tor schießen zu können.

Nationalsexualismus

Der aufmerksame Leser wird bemerken, daß bei der Erläuterung geschlechtlich bemerkenswerter Gewohnheiten sehr häufig ein gewisser Adolf H. zitiert werden muß (vergleiche die Stichworte *Erektomanie, Moralin, Schleiflack* und *Verbalorgasmus*).

Auch seine beiden Freunde Hermann G. («Der Dicke») und

Joseph G. («Der Lahme») mußten jeweils einmal für die Erläuterung erstaunlicher Triebe herhalten (siehe *Quadriga* und *Verbalorgasmus*).

Diese Herren hatten nämlich zusammen mit einigen weiteren guten Freunden durch Gründung der Nationalsexualistischen Deutschen Arbeiter-Partei (NSDAP) im Jahre 1920 erstmals in der Geschichte unseres Volkes eine breite Volksbewegung geschaffen, die die Pflege und Hege deutschen Bettbrauchs auf ihre Fahnen geschrieben hatte.

Als die genannten Herren dann im Jahre 1933 das marode Deutsche Reich wieder in Ordnung bringen durften, erhielten breite Bevölkerungskreise nach Jahren demokratischer Unterdrückung erstmals wieder Gelegenheit, ihr bis dahin im stillen Kämmerlein praktiziertes *deutsches Sexualverhalten* wieder in aller Öffentlichkeit und ohne Scham vor dem französischen Erbfeind ausüben zu dürfen.

Neben den in den bereits genannten Stichworten geschilderten Verhaltenseigentümlichkeiten seien hier noch einige weitere genannt, die bisher leider unerwähnt bleiben mußten:

Fackelzug

Wahre innere Erregung stellt sich beim deutschen Manne erst nach Einbruch der Dunkelheit ein. Eine ungeahnte Steigerung ist dann noch möglich, wenn man dem Erregten eine Fackel in die Hand gibt, die er vor dem Eintritt des Ereignisses eine längere Strecke im Freien tragen darf. Dabei ist allerdings der Rhythmus entscheidend: Nur ebenmäßige Marschbewegungen (möglicherweise mit Musikbegleitung und unter Absingen sog. Kampflieder) vermögen eine endzeitliche orgiastische Steigerung zu erzeugen. Beim Betreten des Bettes der Geliebten nach einer solchen Vorbereitung ist allerdings darauf zu achten, daß die Fackel gelöscht wird (Brandgefahr!) und die Stiefel vorher ausgezogen werden (Hygiene!). Wenn der so erregte Mann das dann zwangsläufig folgende intime Ereignis wild murmelnd als «Machtergreifung» bezeichnet, sollte man als Frau ihm aus falsch verstandener Emanzipation nicht sofort widersprechen; entscheidend ist schließlich das Resultat seiner Bemühungen.

Querriemen

In jenen großen Zeiten war das Tragen von Querriemen – beginnend am Bund, über die rechte Schulter bis zum oberen Beginn des Gesäßes – bei führenden Nationalsexualisten en vogue.

Warum dieser Ausrüstungsgegenstand eine so erotisierende Wirkung hat, wissen wir erst jetzt. Der Q. führt nämlich beim Mann durch die abbindende Wirkung der Blutadern des Oberkörpers zu einem Blutstau in den unteren Extremitäten, der sich sehr segensreich auf die sog. Manneskraft auswirken kann. Noch heute schwärmen damals beteiligte Damen von den schier unglaublich positiven Auswirkungen dieser Erektionstherapie.

Kurzbart

Der vom Vorsitzenden der nationalsexualistischen Bewegung bevorzugte Oberlippen-Kurzbart, den seine Anhänger sich natürlich sofort begeistert stehen ließen, vermochte ebenfalls in deutschen Betten eine Wendung zum Angenehmen herbeizuführen. Hier wurde z. B. der sog. Kitzeleffekt bei den Damen als überaus angenehm – natürlich nur in bestimmten Stellungen! – empfunden. Zum anderen vermochte diese Barttracht auch etwas weniger schönen männlichen Gesichtern durch Maskierung an der entscheidenden – weil für Kußbewegungen vorgesehenen – Stelle ein einigermaßen angenehmes Ansehen zu verleihen. Besonders geeignet war der Adolf-H.-Bart für Männer, die durch Unregelmäßigkeiten im Gesicht unterhalb der Nase ansonsten bei Frauen schon rein äußerlich schwer zum Zuge gekommen wären.

Abschließend sei bemerkt, daß die nationalsexualistische Bewegung in den 12 Jahren ihres segensreichen Wirkens leider nicht alle intimen Probleme unseres Volkes lösen konnte. Dazu war die Zeit einfach viel zu kurz. So müssen wir uns heute wieder selbst um Dinge kümmern, da die derzeit regierenden sog. Demokraten offenbar nicht gewillt sind, in gleicher Weise prägend wie der damalige Führer positiv in die deutschen Ehebetten hineinzuwirken.

Obersteiger

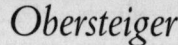

Eine früher unter Bergleuten beliebte koitale Stellung. Es handelt sich um ein typisches Beispiel dafür, daß Gewohnheiten aus dem Berufsleben unbewußt in das eheliche Bett übertragen werden. Beim O. muß die Frau eine kauernde, haldenartige Stellung einnehmen, während der Mann sich ihr von hinten mit abräumenden Bewegungen nähert.

Dr. Montanus berichtet in seinem Buch *«Liebe und Steinkohle»*, daß in vielen Fällen der Mann beim O. lustvolle, keuchende Laute ausstößt, wie sie nur bei langjährig erworbener Staublunge möglich sind.

Eine besondere Steigerung erfährt dieser kumpelhafte Koitus, indem die reguläre Schlafzimmerbeleuchtung durch das Licht einer Grubenlampe an der Stirn des Liebespartners ersetzt wird. Man spricht in diesem Falle von der Stellungsvariante «Obersteiger de luxe».

Aufgrund des Rückgangs des Steinkohlenbergbaus sind Ehepaare, die den O. im Bett noch perfekt beherrschen, immer seltener anzutreffen. Die letzte öffentliche Darbietung eines O. fand vor nunmehr fünf Jahren anläßlich einer sexualkundlichen Fachtagung der Ruhrkohle AG statt.

Die damaligen Demonstranten, Elisabeth und Wilhelm Kowalski aus Lüdenscheid, die als letzte alle O-Varianten perfekt beherrschten, sind heute leider aus Altersgründen nicht mehr in der Lage, diese *traditionelle bergmännische Übung* auszuführen.

Unter der jungen Ruhrgebietsgeneration ist der O. inzwischen kaum noch bekannt; man hat sich hier – wie Heimatforscher immer wieder bedauernd feststellen müssen – den Liebesgewohnheiten der übrigen deutschen Bevölkerung nahtlos angepaßt. So droht das ehemals reichhaltige Liebesleben jener Generation im Einerlei unserer modernen Dienstleistungsgesellschaft zu versinken.

Um so mehr Erfolg wünschen wir der Initiative eines Oberstudienrates, der in Dortmund in Volkshochschulkursen mit dem Titel *«Traditionsstellungen im rheinisch-westfälischen Raum»* jeden zweiten Mittwoch im Monat in kleineren Gruppen wieder O-Übungen unter Anleitung und zum Rhythmus des Bergmannsliedes trainieren läßt.

Anmeldungen zur Teilnahme an diesem Kurs sind an die dortige Volkshochschule zu richten. Die Bereitstellung eines Übungspartners / einer Übungspartnerin ist übrigens in der Teilnahmegebühr nicht inbegriffen.

Ödipuzzi

Kleine pelzartige Nagetiere aus der Gattung der gemeinen Hausmäuse. Sie haben ein dichtes graubraunes Fell, kurze Beine und können bis zu 10 cm lang werden. Die Männchen besitzen nach Eintritt der Geschlechtsreife überdimensionale Fortpflanzungsorgane.

Bekannt wurden die possierlichen Tierchen durch die Entdeckung ihres höchst *erstaunlichen Fortpflanzungsverhaltens*. Die Ödipuzzi-Männchen pflanzen sich grundsätzlich mit ihren Müttern fort, nachdem sie zuvor ihre Väter umgebracht haben.

Nach dem vollzogenen Fortpflanzungsakt mit der eigenen Mutter zeigen die männlichen Ödipuzzi ein Verhalten, das man – menschlich ausgedrückt – als «Scham» oder «Reue» interpretieren könnte. Sie senken die Köpfe, ziehen Schwanz und Fortpflanzungsorgan ein, schließen wehmütig die kleinen Äuglein und beginnen, sich die Sehkraft zu nehmen, indem sie permanent gegen Bettpfosten oder ähnliche Hindernisse rennen.

Sie werden dann in zumeist blindem Zustand eine leichte Beute ihrer eigenen männlichen Nachkommen, bevor diese wiederum die Muttertiere besteigen.

Zu Beginn des 20. Jahrhunderts wurden Ödipuzzi ausschließlich in Wiener Bürgerhäusern beobachtet, breiteten sich dann aber zu Beginn der zwanziger Jahre in Westeuropa und schließlich in den USA so aus, daß in Kreisen der Mittelschicht eine echte Ödipuzzi-Plage auftrat.

Obwohl man die Tiere insgesamt als ausgesprochen friedlich und sauber bezeichnen kann, wirkt doch der mit ihrem Familienverhalten verbundene Lärm auf die Dauer störend, zumal sich Ödipuzzi mit Vorliebe unter Betten, Sofas und in Kinderzimmern aufhalten.

Will man die Tiere loswerden, wäre das Heranziehen eines Kammerjägers, der möglicherweise Gift oder sonstige unfreundliche Substanzen einsetzt, auf jeden Fall voreilig. Viel erfolgreicher ist die Entsorgung der Tiere durch *vereidigte Psychoanalytiker*, die man in jedem gutsortierten Branchenverzeichnis finden kann.

Peceose (Po)

Medizinischer Ausdruck für PC-ose (englisch für PC-Love), d. h. die krankhafte Zuneigung zu Personal-Computern.

Unter den geschlechtlichen Abnormitäten handelt es sich hier um ein völlig neues Krankheitsbild. Po ist wissenschaftlich einzureihen unter so interessanten Erscheinungen wie (krankhafte) Tierliebe, Vaterlandsliebe – oder um zu den sog. sächlichen Zuneigungen zu kommen –, *Nerzismus* (abgöttische Zuneigung zu Nerzmänteln).

Besonders gefährlich ist bei Po der unbemerkt schleichende Verlauf zumindest im ersten Stadium der Erkrankung. So schlägt der Po-Infizierte (es handelt sich übrigens zu über 90 % um Männer) eines Tages unvermittelt seiner Familie vor, man könne doch einmal einen kleinen Computer kaufen. Diese Dinger seien ja jetzt enorm preiswert. Und schließlich könne man mit diesem kleinen PC wichtige Vorgänge des täglichen Verkehrs (Haushaltskasse, Briefverkehr mit den Schwiegereltern usw.) doch viel einfacher abwickeln.

Doch Vorsicht! Aus dem Kauf eines kleinen PC wird schon bald eine schier endlose Kette weiterer Anschaffungen (z. B. diverse sündhaft teure Zusatzprogramme), die man unbedingt benötigt. Stehen erst Werte zwischen DM 10000,– und 20000,– irgendwo in der Wohnung herum, kann der Po-Erkrankte seine wahre Leidenschaft entfalten.

Er verabschiedet sich nun spätestens nach dem Abendessen, das er bereits in übernervöser Hast einnimmt, von seiner Familie, verlangt nach einer Kanne starken Kaffees zur Aufrechterhaltung seiner Kräfte und zieht sich nun unbeobachtet an jenen stillen Ort zurück, wo er mit «seinem PC» ungeniert und unbeobachtet sein nächtliches Treiben beginnen kann.

Aufmerksame Lauscher werden im Raum, in dem dies stattfindet, stöhnende Laute und Ausrufe wie «Prima, das hat geklappt!» oder «Scheiße, da muß ich etwas falsch gemacht haben!» vernehmen, die einen schon rein lautlich stark an geschlechtliches Treiben erinnern.

Im zweiten, ernsten Stadium verläßt der Po-Kranke seine *EDV-Intimkammer* nicht vor Mitternacht, nimmt keine Notiz mehr von seiner – möglicherweise lüstern – im Bett herumliegenden Partnerin oder versucht bestenfalls, ihr Disketten einzuführen, wozu es ja einige Möglichkeiten gibt. Tastet der Kranke dann noch nervös auf seiner nackten Partnerin herum und fragt sie schließlich erschöpft, warum sie seinen Code nicht akzeptiert, dann sollte man bei aller Toleranz etwas unternehmen.

Besonders tragisch wird der Krankheitsverlauf, wenn der Erkrankte versucht, über manuelle Kontakte hinaus seinem leidenschaftlich geliebten PC körperlich nahe zu kommen. Hier sind bereits Fälle schwerer Quetschungen männlicher Sexualorgane bei Versuchen, z. B. in den Drucker einzudringen, vorgekommen.

Auch wer sein eheliches Bett bereits als «Festplatte» und seine Geschlechtsorgane als «Joystick» bezeichnet, dürfte mitten in einer haltlosen PC-Leidenschaft stecken.

Natürlich sind es wieder frühkindliche Ursachen, die einen zunächst Gesunden in die Arme jenes Krankheitsbildes treiben. Bei schwer PC-Geschädigten beobachten Experten immer wieder bereits in der frühen Kindheit krankhaftes Herumgefummele an technischen Geräten wie Nachttöpfen, Bügeleisen und Weckern.

Zuverlässig hilfreich gegen Peceose ist eigentlich nur der Anschluß aller metallischen Bedienungselemente des PC an das völlig normale Stromnetz (220 Volt Wechselstrom). Hier konnten recht ordentliche Heilungserfolge nach mehreren Stromschlägen erzielt werden. Allerdings ist der berufliche Einsatz der so Geheilten etwas eingeschränkt, da sie beim Anblick PC-ähnlicher Geräte am Arbeitsplatz immer in einen doch sehr störenden *Schüttelfrost* verfallen.

Phantasie, schmutzige

Unsere moderne Industriegesellschaft erfordert den Menschen, der den Realitäten des Lebens nüchtern ins Auge schaut. Man muß einfach anerkennen können, daß beispielsweise die Industrie unser Bestes will, die Regierung von fähigen Persönlichkeiten geleitet wird oder – um den sexuellen Bereich hier herauszugreifen – die eheliche Gemeinschaft eine gottgewollte lebenslange Freude ist.

Leider spielt unser technologisch äußerst rückständiges Gehirn da nicht immer mit. Es produziert, oft gegen unseren Willen, *unrealistische Wunschvorstellungen*, mit denen es uns im Zustand äußerster Wehrlosigkeit, z. B. im Schlaf, rücksichtslos überfällt.

Ein Zuviel an Phantasien kann krankhaft werden, wenn es die notwendige Lebensbejahung nachhaltig stört. Gesellschaftlich wertvoll sind natürlich positive Phantasien (der Bundeskanzler besucht uns unerwartet zu Hause, wir werden Manager eines großen Rüstungskonzerns und können so mithelfen, den Frieden zu sichern, usw.).

Schlimm werden die Phantasien aber, wenn sie nicht nur gesellschaftsschädlich, sondern sogar schmutzig sind. Nehmen wir hier nur die sexuell schmutzigen Phantasien, wie sie Dr. Wahnsinn in seinem Standardwerk «Und nachts kommen sie...» so anschaulich beschreibt. Hieraus einige verabscheuungswürdige Beispiele:

- Die Ehefrau / der Ehemann erscheint plötzlich nicht mehr ganz frisch *(Haltbarkeitsphantasien)*.
- Man kann es mit mehreren Frauen gleichzeitig treiben, und zwar stundenlang *(Potenztäuschungsphantasien)*.
- Man geht mit einem Mann, den man auf der Straße sieht und wahnsinnig attraktiv findet, auf der Stelle ins Bett *(Überfallphantasien)*.

Treten solche schmutzigen Phantasien häufiger auf, so kann es passieren, daß der Erkrankte sogar versucht, den Wunsch zur Realität werden zu lassen. Dabei kann es zu schwersten Frustrationen kommen, wenn man an diese Dinge untrainiert herangeht. Dies gilt für beide Geschlechter.

So gibt es immer wieder Herzinfarkte im Bordellwesen, weil sich Kunden beim gleichzeitigen Umgang mit mehreren Damen in ihren Kräften total überschätzen – vom Tod im Sattel ganz zu schweigen.

Die Ursachen für solche schmutzigen Phantasien sind leicht genannt: So etwas kann sich nur dann breitmachen, wenn der Kopf beruflich nicht genug belastet ist. Wer täglich 14 Stunden die Wirtschaft vorantreibt, hat – und dies ist wissenschaftlich bewiesen – am Abend keine Zeit für derlei Hirnverschwendung, sondern schläft bereits nach einer halben Stunde Fernsehkonsum ein, um am anderen Morgen seinem Arbeitgeber die volle, ganze und frische Arbeitskraft wieder zur Verfügung stellen zu können.

Und da liegt bereits der zentrale Ansatzpunkt für eine erfolgreiche Selbstheilung beim Überhandnehmen von schmutzigen Phantasien im Kopf: Arbeit, Arbeit und nochmals Arbeit! Auch wer schwarz sein Häusle baut, wird nach einem arbeitsreichen Wochenende abends keine Muße mehr für solche abwegigen Gedanken haben, sondern friedlich neben seiner Gattin einschlafen.

Gleiches gilt für Ehefrauen, denen es nach Bewältigung von Einkauf, Kochen und Kindergeschrei auch nur noch in den seltensten Fällen gelingt, am Abend phantasiemäßig einem Mann in die Hose zu greifen.

Wer selbst nach einem stressreichen Arbeitstag – sei es als Mann oder Frau – immer noch von schmutzigen Phantasien belästigt wird, dem sei ein 10000-Meter-Lauf vor dem Zubettgehen empfohlen, der Kopf und Körper wieder frei macht von unnötigem Ballast.

Liebestest für Männer Teil IV

Zu guter Letzt geht es um Ihre Bereitschaft, mal was Neues beim Sex auszuprobieren.

Haben Sie beim Lieben in letzter Zeit etwas Neues ausprobiert? Was?
- Stellung 782 bis 784.   (3 Punkte)
- Will mir das Schnarchen danach abgewöhnen.   (2 Punkte)
- Da bin ich sehr konservativ.   (1 Punkt)

Was möchten Sie demnächst bei Ihrer Partnerin einmal ausprobieren?
- Stellung 785.   (3 Punkte)
- Auch ohne Lockenwickler.   (2 Punkte)
- Mal ohne Fernsehen einzuschlafen.   (1 Punkt)

*Wenn Sie Ihrer Partnerin zeigen möchten, was Sie
gerne haben, was würden Sie tun?*
- Sofort einen heißen Porno in den
  Videorecorder schmeißen.   (3 Punkte)
- Wüßte nicht, was.   (2 Punkte)
- Ihr den Kontoauszug zeigen, als das
  Weihnachtsgeld noch drauf war.   (1 Punkt)

Was halten Sie davon, sich einmal neue Unterhosen zu kaufen?
- Ich trage keine Unterhosen.   (3 Punkte)
- Dafür ist meine Frau zuständig.   (2 Punkte)
- Das muß nicht jedes Jahr sein.   (1 Punkt)

*Wenn Sie sich von Ihrer Partnerin etwas wünschen
dürften, was wäre das?*
- Heiße Nächte in Palermo.   (3 Punkte)
- Mehr Verständnis für meine Probleme mit
  meiner Sekretärin.   (2 Punkte)
- Einen zuteilungsreifen Bausparvertrag.   (1 Punkt)

Welche Punktzahl haben Sie hier erreicht?
Die Auswertung finden Sie auf Seite 87.

Quadriga

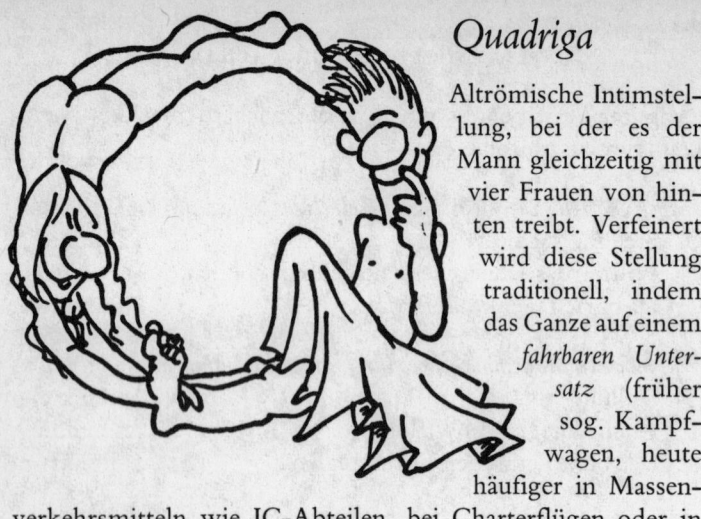

Altrömische Intimstellung, bei der es der Mann gleichzeitig mit vier Frauen von hinten treibt. Verfeinert wird diese Stellung traditionell, indem das Ganze auf einem *fahrbaren Untersatz* (früher sog. Kampfwagen, heute häufiger in Massenverkehrsmitteln wie IC-Abteilen, bei Charterflügen oder in Überlandbussen) veranstaltet wird. Hat dann der Mann noch während der gesamten Prozedur einen Marschallstab in der rechten Hand und einen Eichenkranz über der Stirn (heute Tennisschläger und Lacoste-Stirnband), so handelt es sich um die sog. klassische Q.

Die Q. ist vom Ursprung her eine typische Nachkriegserscheinung. Durch kriegsbedingtes Fehlen von Männern (Heldentod oder Gefangenschaft) mußten die wenigen verbliebenen männlichen Wesen notgedrungen die gewaltige Überzahl sexfrustrierter Frauen nach ökonomischen Gesichtspunkten betreuen.

Allerdings führten diese Verkehrsbedingungen schon immer zu negativen Auswirkungen im Charakter der so strapazierten Männer. Zum einen zeigten viele Männer mit zunehmender Umwerbung starke Anzeichen von *Überheblichkeit* (daher Marschallstab und Eichenlaub – wir kennen das ja von Hermann Göring).

Andererseits war eine Vielzahl von Männern trotz guten Willens den Anforderungen dieser Stellung nicht gewachsen. Sie brachen irgendwo zwischen Nummer drei und vier kraftlos zusammen, zumal bei der fahrenden Q. auch noch eine gewisse feinmotorische Geschicklichkeit erforderlich ist, die mit zunehmender Erschöpfung ohne Hilfestellung dann auch nicht mehr gelingt.

Eine besondere Berühmtheit erlangte der coitus a quadriga durch die bildhauerische Darstellung eines klassizistischen Aktionskünstlers namens Schadow, der es sogar fertigbrachte, daß seine verrufene künstlerische Darstellung auf dem *Brandenburger Tor* in Berlin (Mitte) plaziert wurde.

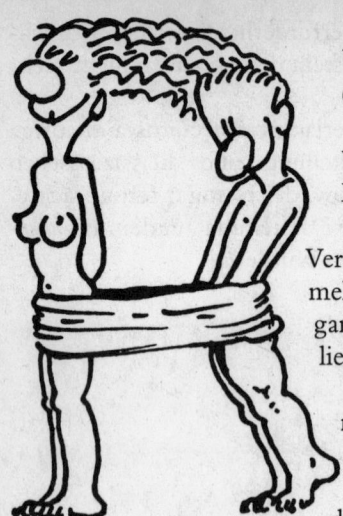

Reizologie, experimentelle

Viel Frust in Ehe- und sonstigen Beziehungen rührt daher, daß der Partner / die Partnerin im Verlaufe der Beziehung mehr und mehr abschlafft oder – sagen wir es ganz schlicht – einfach die Lust verliert.

Genitale Lustlosigkeit bei Männern erkennen wir an erhöhtem Alkoholkonsum, nachlassender Körperpflege, zunehmenden Schnarchlauten im Bett – und schließlich völliger Interesselosigkeit an der Partnerin. Wenn sie ihre schönsten neuen Dessous vorführt, während er ungerührt die Sportschau guckt und sie anmotzt: «Geh doch aus dem Bild!», dann ist es spätestens soweit, etwas zu unternehmen.

Bei Frauen zeigen Zunahme des Körpergewichts, abnehmende Friseurbesuche und das geschickte Anbringen von Lockenwicklern vor dem Zubettgehen, daß es mit der weiblichen Lust nicht zum besten bestellt ist. Wenn er lustvoll stöhnend sich im Bett wälzt, während sie sich aufrecht sitzend die Fingernägel lackiert, sollte der aufmerksame Partner einmal darüber nachdenken, wie für ihn die Zukunft in diesem Bett aussieht.

Ein Lichtblick in diesem tristen Tal der Lustlosigkeit ist das soeben erschiebene Werk von Prof. Dr. Dr. Miché-Gode mit dem vielsagenden Titel «Reizen – aber richtig». Es handelt sich hierbei nicht – wie der oberflächliche Leser vermuten könnte – um eine Einführung in das Skatspiel, sondern um die Ergebnisse jahrzehntelanger *experimenteller Sexualforschung*.

Prof. M., den man ohne Übertreibung als den Nestor der internationalen sexuellen Anregungsforschung – wissenschaftlich exakt «Reizologie» – bezeichnen darf, hat durch umfangreiche Laborexperimente mit Menschen, Tieren und Computern wesentliche Erkenntnisse über das Wiederinschwungbringen lustloser Zweierkisten gewonnen, die wir hier in aller Kürze darstellen wollen.

Die Erkenntnisse lassen sich in drei einfachen, verständlichen Thesen zusammenfassen:

I. Lücken finden
II. Abwechslung schaffen
III. Überraschend zuschlagen

Im Zustand der Lustlosigkeit hat der Partner / die Partnerin seine / ihre Aufmerksamkeit anderen Dingen zugewandt (Sportschau, Fingernägel). Aber irgendwann ist jeder mal mit ablenkenden Nebenbeschäftigungen fertig (Tätigkeitslücken!) – genau dieser Moment muß geschickt abgepaßt werden für einen schnellen, aber gezielten Angriff!

Man kann z. B. der Partnerin anbieten, die frisch lackierten Hände zu halten, und dabei geschickt angenehme Wiederberührungsversuche unternehmen, die allerdings nicht zu überfallsartig kommen dürfen. Geduld ist hier Trumpf!

Sodann gilt es, den Partner / die Partnerin mit etwas völlig Neuem zu überraschen. Wenn es z. B. gelungen ist, die Aufmerksamkeit des Ehemannes zwischen Ende der Sportschau und dem Gang zum Kühlschrank (Bierholen) kurzfristig abzulenken, muß ihm etwas geboten werden, was er in dieser Form noch nicht erlebt hat (Abwechslung!).

So kann die engagierte Ehefrau eine gute Freundin bitten, sich während der Sportschau unbemerkt in die Wohnung einzuschleichen und auf dem Flur, den der Alte auf seinem Weg zum Kühlschrank durchqueren muß, eine kleine, aber feine Stripteasenummer abzuziehen. So was kann Wunder wirken!

Ist der Partner / die Partnerin in seiner / ihrer Lustlosigkeit verunsichert, gilt es, schnell und zielbewußt zu agieren!

So kann die Fingernägelnummer bei geschickter Handführung schnell in eine handfeste Streichelei übergeführt werden, während die Flurschau bei geschicktem Zugriff das Bierholen durchaus zu ersetzen vermag.

Prof. M. gibt in seinem Werk noch unzählige Beispiele für den ungeahnten Erfolg dieser drei Prinzipien in Theorie und Praxis.

Daß in seinen Laboratorien einige seiner Assistenzärzte inzwischen handfeste Beziehungen mit den dort stehenden Computern unterhalten (sog. PC-Love), zeigt einmal mehr: Die Anwendung der reizologischen Gesetze kann auch über Menschen hinweg Liebesglück bringen!

Rubens, Peter Paul

Flämischer Volksmediziner (1577–1640), der im Jahre 1601 die noch heute gefürchtete *Zellulitis* entdeckte. Die bis dahin unbekannte Seuche erkannte R. eines Nachts beim Betasten der Kassenpatientin Helene Fourment.

Wuchernde Fettablagerungen im Bereich von Hüfte, Gesäß und Oberschenkeln, leicht bis mittel herabhängende Brüste bei gleichzeitig überstarkem Appetit charakterisieren das Krankheitsbild bei Frauen, während bei Männern kugelartiges Anwachsen von Bäuchen in Verbindung mit übernatürlichem Alkoholkonsum im Vordergrund stehen.

In einer für die Gesundheitserziehung noch heute beispiellosen Aktion fertigte R. über 100 handgemalte Plakate an, durch die er volksaufklärerisch wirken wollte, um nicht nur seine geliebten Flamen, sondern auch die ganze Menschheit von der Geißel der Zellulitis zu befreien.

Dabei schreckte er nicht davor zurück, auch in Kirchen, z. B. auf Altären, seine gesundheitspolitische Mission zu verfolgen, weil er davon ausging, daß gerade längeres Betrachten haltloser körperlicher Zustände während einer langweiligen Predigt die Bevölkerung zu gesunder Ernährung und viel Bewegung im Freien motivieren könne.

Leider ist diesem engagierten Gesundheitsvolksaufklärer der Erfolg versagt geblieben. Merke: Schließlich kann ein einzelner nicht die Lebensgewohnheiten ganzer Völker ändern!

Was sich aber R. nicht hätte träumen lassen: Seine ursprünglich als Abschreckung und Warnung gedachten Darstellungen erzielen auf Auktionen Verkaufspreise, die heutige *Gesundheitsplakate* (denken wir an die neue Serie der Bayerischen Staatsregierung mit dem Titel «Ohne AIDS – geht's!») sicherlich nie erreichen werden.

Liebestest für Frauen Teil IV

Zum Schluß wollen wir mal sehen, ob Sie auch beim Sex etwas Neues ausprobieren wollen und ob Sie sich hier in schwierigen Situationen zu helfen wissen.

Wann haben Sie zuletzt bei der Liebe etwas Neues ausprobiert?
- ○ Gerade eben. (3 Punkte)
- ○ Wir machen das immer zu Weihnachten. (2 Punkte)
- ○ Lieber die alten Nummern, da kann mich nichts erschrecken. (1 Punkt)

Wenn Ihr Partner es drastisch mag, was würden Sie tun?
- ○ Mich erkundigen, wo das nächste Reiterfachgeschäft ist. (3 Punkte)
- ○ Bodybuilding. (2 Punkte)
- ○ Ihm nachts etwas Beruhigendes vorlesen. (1 Punkt)

Wenn Sie die Hand Ihres Partners führen, wo führen Sie sie hin?
- ○ Wo ich am heißesten bin. (3 Punkte)
- ○ Zum Kondomspender neben dem Bett. (2 Punkte)
- ○ Der soll seine Hände bei sich lassen. (1 Punkt)

Was kann man beim Mann gegen Lustlosigkeit im Bett machen?
- ○ Die Freundin holen. (3 Punkte)
- ○ In Fachbüchern nachlesen. (2 Punkte)
- ○ Gut lüften und das Bett frisch beziehen. (1 Punkt)

Welche neue Spielart der Liebe würden Sie gerne einmal ausprobieren?
- ○ Liebe beim Handstand. (3 Punkte)
- ○ Mit unserem netten neuen Nachbarn nicht nur saufen. (2 Punkte)
- ○ Nächstenliebe. (1 Punkt)

Notieren Sie Ihre Punktzahl! ...
Weiter geht's auf Seite 90!

Schleiflack

Vielfältig sind die Mittel und Wege, durch die bei beiden Geschlechtern sexuelle Erregungszustände erzeugt, verbessert und erhalten werden können.

Oft kann ein bestimmtes Parfum, eine neue Augenfarbe, aber auch ein müslibeladener Mundgeruch der Frau beim Manne zu unerwarteten Erregungszuständen führen oder aber beim Weibe der Anblick eines knackigen männlichen Gesäßes, kerniger Achselschweißgeruch oder gar der duftende Nachhall filterfreier Brasil.

Hier sind der Phantasie keine Grenzen gesetzt, was den einen anmacht, hat beim anderen Partner eher entlustende Wirkung. Denken wir nur an die unterschiedliche Wirkung ökologisch einwandfreien Kernseifenkörpergeruchs umweltbewußter Studentinnen bei Männern oder daran, daß bei konzentriertem männlichem Wandersockenschweißgeruch nur wirkliche weibliche Alpinfreaks herzhaft zugreifen können.

Im Gegensatz zu den *individuellen Lustanmachern* (sexuell Vorgebildete reden hier von sog. Aphrodisiaka) gibt es aber auch die *kollektiven Anreger*.

So war für eine ganze Generation blonder deutscher Jungfrauen der schwarze Kurzbart eines gewissen Adolf H. Auslöser unterleiblicher Höhepunkte, während etwa zur gleichen Zeit das linke, ziemlich entblößte Bein einer gewissen Marlene D. beim deutschen Manne ungeahnte Lustgefühle auslösen konnte.

Nach Überwindung beider Erregungsauslöser durch Einmarsch der Alliierten im Jahre 1945 folgte ab den frühen fünfziger Jahren ein noch heute medizinisch unerforschtes deutsches Massenerregungsphänomen – der heute noch sagenumwobene Schleiflack.

Ganze Generationen junger Deutscher verdanken ihre Zeugung dieser Schlafzimmermöbelbeschichtung mit jener unglaublichen Erotisierungswirkung.

Nicht von ungefähr haben sich daher Abertausende deutscher Nachkriegsehepaare in vornehmlich weißen Schleiflackschlafzimmern der Vermehrung unseres Volkes hingegeben. Der deutsche Nachkriegskinderboom wäre ohne besagten Schleiflack zweifelsohne undenkbar.

Woher rührt nun die erregende Wirkung des Schleiflacks? Wenn auch heute noch Lackexperten im dunkeln tappen – soviel ist sicher, das nur im deutschen und nur im weißen Schleiflack enthaltene Lösemittel *Phenoltetraacetyl* (PTT) kann erwiesenermaßen nach längerem Einatmen zu Sinnestrübungen – besser gesagt Sinnestäuschungen – führen.

Versuchsreihen haben ergeben: PTT kann bei Männern zu solchen Rauschzuständen führen, daß selbst die Lockenwickler der ehelichen Gattin als anregend erotisierend empfunden werden. Nicht umsonst gilt PTT heute als gefährlicher Arbeitsstoff!

Wer allerdings heute noch Schleiflack – insbesondere weißen – für die volle Entfaltung seiner sexuellen Bereitschaft benötigt, muß sich den Vorwurf unzeitgemäßer geschlechtlicher Einstellungen wohl zu Recht gefallen lassen, zumal der Nachkauf stilechter Schlafzimmerausrüstungsgegenstände nur noch über den Sperrmüllhandel realisierbar ist.

Wir empfehlen in schweren Fällen, d. h. bei bettlichem Versagen in Abwesenheit von Schleiflack, sich zeitgemäßerer erotisierender Lösemittel zu bedienen, die der Fachhandel in reicher Zahl bereithält.

Aber Vorsicht! Gerüchtweise verlautete, einige dieser Lustanreger seien nebenbei lungenkrebsfördernd, was den echten Schleiflackfan vor die Alternative stellt, entweder seine Liebesgewohnheiten zu modernisieren oder zumindest bei aufkommendem Dauerhusten im Bett das Rauchen filterloser Zigaretten einzustellen.

Stellungskrieg

Militärerotiker wissen, wie wichtig die richtige Stellung für die Überwältigung des Gegners ist. Leistet dieser Widerstand, indem er beispielsweise lustvolle Stellungen als körperlich zu anstrengend verweigert, muß es unweigerlich zum sog. Stellungskrieg kommen.

Strategie und Taktik, aber auch eine solide körperliche Grundausbildung – nicht zu vergessen die zugehörige geistige Haltung! – sind die Grundlagen für schwierige, aber lustvolle Stellungen. Wer hier kläglich versagt, braucht sich nicht zu wundern, wenn er mit sich alleine Krieg führen muß (Selbstbefriedigung, militärische).

Militärhistorisch gesehen, gibt es fünf Ausgangspositionen, die gute Chancen lustvoller Feindberührung bieten:

Nehmen wir zunächst die Stellung, bei der man dem Feind unverblümt tief in beide Augen sieht. Der christlich anmutende Begriff «*Missionarsstellung*» für diese überaus wirkungsvolle Variante des altdeutschen Frontalangriffs soll nicht darüber hinwegtäuschen, daß hier beim falschen Einsatz der zur Verfügung stehenden Waffen ein abrupter Übergang in den freien Liegestütz erfolgen kann, den auch kernige Gebirgsranger nicht unbegrenzt durchstehen können.

Dem weiblichen Gegner die Initiative zu überlassen, um dann schließlich doch im entscheidenden Moment zum Durchbruch kommen zu können, ist eine weitere taktisch erfolgreiche Variante des Geschlechterkampfes. Die dabei zum Tragen kommende «*Reitstellung*» gibt dem Gegner zunächst den trügerischen Vorteil des Überblicks, ohne daß dieser bemerkt, wie weit die feindliche Artillerie bereits im Landesinnern vorgedrungen ist und dort ihr lustvolles Handwerk tut.

Will man dem Gegner z. B. aus Gründen der Spionageabwehr nicht ins geöffnete Auge sehen, so empfehlen sich Stellungen, die bei einem Maximum an Beweglichkeit der eigenen Truppen dem Gegner den Blick auf die eigenen Kräfte verwehren. Hier hat sich insbesondere der *Blitzangriff von hinten* (coitus a tergo) bewährt, der problem- und geräuschlos vorgetragen werden kann, wenn der Gegner nicht durch extreme Größenunterschiede unzureichende Angriffsflächen bietet. Vorsicht! Bei dieser Form des militärischen Vorgehens kann es leicht zu Verwechslungen der Aufmarschgebiete kommen, was strategisch als «anal-ytischer Fehlpaß» bezeichnet werden muß.

Bequemer ist da schon der *Seitenangriff* von hinten, der zwar die Möglichkeiten der eigenen Angriffsbewegungen etwas beeinträchtigt, dafür aber die überaus freundliche Perspektive eröffnet, während des Angriffs die beiden wichtigsten Feldherrnhügel des Gegners in Händen halten zu können. Auch hier kann der Gegner keinen Einblick in die eigenen Aufmarschgebiete nehmen, was sich bekannterweise immer dann positiv auswirkt, wenn die eigenen Kräfte bei weitem nicht solche Ausmaße haben, wie der Gegner irrigerweise annimmt.

Von den rund 32 Hauptangriffsvarianten, die militärisch weltweit bekannt sind, sei abschließend noch eine Stellung genannt, die den Namen des berühmt-berüchtigten k. k. Feldartillerie-Regiments *Nr. 69* trägt. Hier sind beide Gegner gleichzeitig mit hartnäckigen Attacken auf die jeweils empfindlichste Region des anderen beschäftigt. Bemerkenswert dabei, daß es bei diesem verbissenen Frontalangriff nur in den seltensten Fällen zu echten Kampfhandlungen im klassischen Sinne kommt, weil Nahkampf schon immer Landgewinne nur in den wenigsten Fällen erlaubte.

Bleibt zu fragen, ob durch leichtfertige Abrüstungsverhandlungen der Großmächte dem klassischen Stellungskrieg ein Ende gemacht wird und Feindberührungen generell reglementiert werden, was vielen schönen Blitzangriffen auf das weibliche Geschlecht ein jähes Ende bereiten würde. Wenn demnächst selbst bei Stellungsübungen fremde Beobachter zugelassen werden müssen, kann einem schon die militärische Potenz verloren gehen.

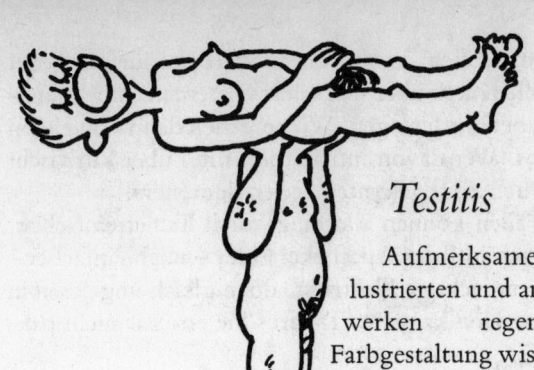

Testitis

Aufmerksame Leser von Illustrierten und anderen Druckwerken regenbogenhaltiger Farbgestaltung wissen, wie wichtig Psycho-Tests sind. Mit diesen Tests – zumeist in Form der so beliebten Fragebogen – kann man schließlich alles erkennen, was unsere lieben Mitmenschen krankhafterweise vor uns verbergen wollen. So ein echter Test geht tief unter die Haut bis in die Seele oder sogar ins Unterbewußte und schaufelt dort ungeahnte Erkenntnisse frei.

Mit Psycho-Tests kann man schließlich alles erfassen. Hier nur einige wenige Beispiele:

- Warum bin ich so vernascht?
- Wie geizig ist meine Schwiegermutter?
- Was stört mich an meinem Haushund?
- Warum habe ich Angst vor dem Finanzamt?

und vieles mehr.

Das wichtigste Gebiet für Psycho-Tests ist natürlich Liebe und Partnerschaft. Hier bringt ein guter Test – und das ist fast jeder – einfach alles zutage, was an Komplexen und Verklemmungen in uns lagert.

Wir wollen daher den Lesern einen wirklich tiefschürfenden Sex-Test nicht vorenthalten.

Leserinnen finden auf den Seiten 23, 40, 59 und 80 einen Liebes-Test für Frauen, die Herren werden auf den Seiten 15, 32, 49 und 73 sextestmäßig bedient. Die Auswertungen von jeweils 20 entlarvenden Sex-Fragen finden Sie für Frauen und Männer getrennt auf den folgenden Seiten.

Aber Achtung: Leicht kann das echte Testbedürfnis (jeder möchte schließlich mehr über sich selbst wissen) in einen krankhaften Testglauben umschlagen. Wir sprechen dann von einem Fall von Testitis. Wer davon infiziert ist, muß über kurz oder lang auf die Couch eines gelernten Seelenklempners.

In leichten Fällen können allerdings auch Tabletten helfen. Fragen Sie danach in Ihrer Apotheke! Oder – noch einfacher – werfen Sie testverdächtige Illustrierte doch gleich ungelesen in den Papierkorb, dann kann der T-Virus Sie erst gar nicht packen!

Liebestest für Männer – Auswertung

Jetzt kommt die Auswertung!
Notieren Sie Ihre Gesamtpunktzahl:

Seite 15	... Punkte
Seite 32	... Punkte
Seite 49	... Punkte
Seite 73	... Punkte
also insgesamt	... Punkte

In der Auswertung werden Sie Erstaunliches über sich lesen!

Unter 25 Punkte
Sie sind das Idealbild eines Familienvaters: verständnisvoll, familiär und handwerklich begabt. Und das Geld können Sie zusammenhalten wie kein zweiter. Ihr Traum ist das eigene Häuschen im Grünen mit liebevoller Ehefrau, zwei Kindern und einem Hund.

Zwei kleine Schwächen erlauben Sie sich: Sie essen gerne (und reichlich) und Sie reisen gerne, soweit es die laufenden Bausparverträge erlauben.

Politisch – na, politisch sind Sie natürlich konservativ, denn das Gute und Bewährte will erhalten sein gegen alles Neumodische.

Aber nun zum Sex – da scheinen Sie ja echte Verständnisschwierigkeiten zu haben, sagen wir es offen, Sie sind im Bett müde und stinklangweilig. Entschuldigung, aber das mußte mal gesagt werden!

Dahinter steckt natürlich bei Ihnen eine furchtbare Angst, bei neuen Sachen etwas falsch zu machen. Genau das muß überwunden werden, und zwar bald, vielleicht ist Ihre unterleibliche Frühvergreisung noch zu stoppen!

Wir empfehlen, statt Aktienkursen einmal Pornos zu lesen. Oder: Statt am Wochenende den Flur zu streichen, einmal die Partnerin zu streicheln. Sie werden merken, die Handbewegungen sind in etwa dieselben!

25 bis 35 Punkte

Ihre hervorstechendste Eigenschaft liegt auf der Hand: Sie sind gesundheitsbewußt bis zum Gehtnichtmehr. Sie wissen gar nicht, was Sie Ihrem Körper sportlich noch Gutes antun können.

Sie lieben Ihre guten, alten Gewohnheiten und halten sich für völlig normal. Und Sie sind es auch – einfach zu normal! Besser gesagt, eigentlich sind Sie verklemmt, Sie haben es nur noch nicht gemerkt!

Der Test zeigt es nämlich eindeutig: Sie haben beim Sex erhebliche Wissenslücken, von der bettlichen Praxis ganz zu schweigen. Wer so vorsichtig und gesundheitsbewußt wie Sie an Frauen herangeht, wird wahrscheinlich steinalt und impotent.

Nicht immer erst die Frau fragen! Übernehmen Sie die Initiative doch einmal selbst. Vielleicht fällt Ihnen mal was ein: Einen Versuch wäre es wert.

Noch ein therapeutischer Tip: Stürzen Sie sich doch mal völlig unüberlegt in eine Affäre – natürlich mit einer Frau. Bei Ihrem abwägenden Charakter werden Sie da schon wieder heil herauskommen – hoffentlich um einige wertvolle Erfahrungen reicher.

Über 35 Punkte

Eines muß man Ihnen lassen, in Sachen Sex wissen Sie Bescheid! Und Sie wissen es nicht nur, nein, tun es auch, und zwar ununterbrochen!

Offenbar verfügen Sie (noch!) über eine geradezu strotzende Gesundheit und können sich im Bett zu atemberaubend akrobatischen Übungen aufschwingen – und das am laufenden Meter.

Aber genau da lauert bei Ihnen auch die Gefahr. Sie sind ganz einfach «oversexed»; Sie muten sich und Ihren Partnerinnen (wahrscheinlich sind es immer drei und mehr gleichzeitig) einfach zuviel zu.

Schließlich noch Ihre fatale Lust, andere bei Ihrem frivolen Tun auch noch zuschauen zu lassen. Sie wollen wohl damit bei anderen, etwas braveren Mitbürgern und Mitbürgerinnen einen Neidkomplex hervorrufen?

Ihre Zukunft sieht leider nicht sehr rosig aus. Wer sich permanent überfordert, statt Arbeitslust dem sexuellen Leistungsdruck frönt, den wird der liebe Herrgott irgendwann erwischen – am ehesten ist dann der Kreislauf und das überanstrengte Herz fällig, oder gar der Tod im Sattel.

Wir raten Ihnen: Immer wenn Sie wieder der unterleibliche Trieb überfällt, lenken Sie sich ab. Sport und Arbeit sind da die probatesten Mittel. Aber denken Sie daran: Beim Jogging nicht wieder an anderen Läuferinnen herumfummeln, sondern sich richtig verausgaben, das bringt Reinheit in die kranke Seele.

Liebestest für Frauen – Auswertung

Und nun zur Auswertung! Notieren Sie Ihre Gesamtpunktzahl:

Seite 23   ... Punkte
Seite 40   ... Punkte
Seite 59   ... Punkte
Seite 80   ... Punkte
also insgesamt   ... Punkte

Nun schauen Sie nach, unsere Auswertung bietet für jeden etwas!

Unter 25 Punkte
Also eines muß man Ihnen lassen, ordentlich sind Sie. Bei Ihnen glänzt die Wohnung – einfach klinisch rein! Und erst Ihre Koch-künste, da wird der dürrste Mann zum Schwerathlet.

Aber beim Sex haben Sie wohl etwas Verständnisschwierig-keiten, von dicken Wissenslücken ganz zu schweigen. Oder leh-nen Sie den Mann vielleicht unbewußt ab?

Wenn Ihnen auch Ihre religiöse Einstellung und Ihr gesundes Verhältnis zum Geld alle Ehre machen, in Ihrer Seele klafft eine sexuelle Lücke – und zwar meterweit.

Wir empfehlen Ihnen leichte Wiederannäherungsversuche an den Mann, das unbekannte Wesen. Und parallel dazu natürlich kräftigende Fachliteratur mit handfesten Abbildungen.

Oder Sie greifen sich einfach mal den Postboten, um Ihr Selbstbewußtsein wieder aufzumöbeln. Übrigens auch an Ih-rem Partner können Sie sehr schöne Bewegungen vornehmen, die typischen Putzbewegungen nicht unähnlich sind. Steigen Sie um vom Staubsauger zum Lustsauger – es lohnt sich!

25 bis 35 Punkte
Sie sind eine verständnisvolle und rücksichtsvolle Partnerin mit einer etwas romantischen Ader. Immer gehen Sie verstandes-mäßig an die Dinge heran – leider auch beim Sex.

Sie lieben Ihre guten alten Gewohnheiten beim Sex und rich-ten sich da im Zweifelsfall nach Ihrem Partner.

Aber warum müssen Sie immer an Ihre Gesundheit denken? Machen Sie es sich da nicht etwas zu einfach? Oder sind das nur vordergründige Schutzmauern, hinter denen sich der tiefe Wunsch nach mehr verbirgt? Ihre Antworten zeigen eindeutig, Sie gehen in Ihren Phantasien fremd, und zwar massiv!

Hinter Ihrer biederen Maske lauert ein wildes Tier, das nach sexueller Abwechslung brüllt! Ja, brüllen Sie mal ordentlich! Irgendein Mann wird den Ruf der Wildnis schon hören.

Keine Angst! Bei Ihren charakterlichen Anlagen wird der Ausbruchsversuch ohnehin nicht so schlimm werden. Sie können ja dann fünf Jahre wieder die brave Hausfrau und Mutter mimen!

Über 35 Punkte
Sie legen beim Sex eine erfreuliche Frische an den Tag. Sie haben da vor nichts – aber auch vor gar nichts – Respekt oder gar Angst. Mutig, mutig!

Flexibilität im Bett und anderswo, das ist kein Fremdwort für Sie, und mit der Sportlichkeit ist es bei Ihnen offenbar auch zum besten bestellt.

Aber Vorsicht! Bei Ihnen sind deutliche Anzeichen von «oversexed» zu erkennen. Können Sie vielleicht nicht genug kriegen?

Da liegt bei Ihnen ein ernstes Problem! Passen Sie nur auf, daß Sie sich selbst nicht überfordern. Sie wollen doch gesund bleiben bis ins Rentenalter, oder?

Aber es kommt noch dicker: Sie neigen bedauerlicherweise dazu, Ihren Partner (oder sind es gar mehrere gleichzeitig?) permanent sexuell zu überfordern. Das kann bei Männern bis zum Kreislaufkollaps führen, nein, noch schlimmer: zur Impotenz!

Wir empfehlen Ihnen, Ihr Sexualleben einmal gründlich zu überdenken und etwas solider zu werden. Denken Sie an Ihre Gesundheit und die Ihrer Partner! Versuchen Sie es doch ersatzweise mal mit regelmäßigem Kaffeeklatsch – aber bitte die anderen Damen nicht gleich wieder ausziehen!

Trisexualität

Hier handelt es sich um eine Übersteigerung zweier zunächst völlig normaler Formen der geschlechtlichen Betätigung. Da ist zunächst die weitverbreitete *Monosexualität*, bei der Mann oder Frau sich unverbesserlicherweise immer an einem Partner des jeweils anderen Geschlechts vergreifen. Wenn man es dann noch immer mit demselben Partner / Partnerin treibt, kann es hier sogar zum Krankheitsbild der Monogamie kommen.

Völlig natürlich ist dagegen die bekannte Bisexualität. Hier wird die in unserer modernen Industriegesellschaft erforderliche geistige und körperliche Flexibilität einfach auch im sexuellen Bereich sichtbar. Man kann es also mit beiden Geschlechtern!

Wenn bisexuelles Verhalten dann auch noch gleichzeitig mit mehreren Partnern im selben Raum ausgeübt wird, spricht man vom *triolenhaften Teamwork* als zeitgemäßer Form erotischer Aktivität.

Wirklich krankhaft wird die Angelegenheit allerdings dann, wenn sich die Zuneigung zu beiden Geschlechtern noch auf dritte, andersgeschlechtliche Liebespartner ausdehnt, wenn also echte Trisexualität vorliegt. Die bekanntesten Formen sind:

- Außer Mann und Frau liebt man noch ein Tier (animalische Trisexualität), oder
- man liebt außerdem noch etwas Abstraktes, z. B. die Heimat, das Leben o. ä. (geistige Trisexualität).

Echte Gefährdungen treten natürlich vorwiegend bei der animalischen Trisexualität auf. Denn gerade bei großen Tieren wird es beim gemeinsamen Treiben im Viererverbund sehr leicht mindestens bei einem der Beteiligten zu massiven sexuellen Frustrationen kommen.

Dagegen ist das triebhaft bedingte Lesen von Büchern, das Rezitieren von Heimatgedichten oder das Anstimmen einer geliebten Arie, d. h. die geistige Trisexualität beim bisexuellen Verkehr, weniger störend, sofern die beiden Mittreibenden ein Mindestmaß an Toleranz haben.

Woher kommt nun dieser trisexuelle Trieb?

Ganz augenscheinlich handelt es sich bei den Trisexuellen um enorm begabte Persönlichkeiten, denen es gelingt, zur gleichen Zeit mehr als zwei Dinge zu tun. Wir kennen das Phänomen bekanntlich von Napoleon.

Bei der animalischen Trisexualität hat offenbar *frühkindliche Tierliebe* zu Haushund, Hauskatze, Hausbock o. ä. auch nach Eintritt der normalen bisexuellen Entwicklung angehalten, man hat also das geliebte Tier nicht durch völlig normale geschlechtliche Beziehungen zu Frau und Mann überwunden, sondern braucht es zur Ausübung sexueller Handlungen (Tiger im Tank).

Bei der geistigen Trisexualität ist die Sache noch viel komplizierter. Wer z. B. nicht kann, wenn er nicht gleichzeitig an die Heimat o. ä. denken darf, ist frühkindlich schwer geschädigt.

Hier kann nur eine gesunde Bewußtseinsspaltung erfolgreich helfen; zum Abspalten störender Gedanken beim Verkehr empfehlen wir die gleichnamigen Tabletten in doppelter Dosis.

Unzucht, schweinische

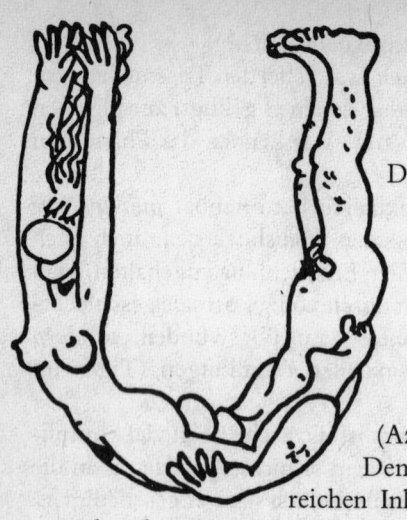

Die aufsehenerregende höchstrichterliche Verurteilung des Landwirts Heinrich K. wegen gewerbsmäßiger Unzucht seiner Schweine hat völlig neues Licht in das Dunkel *tierischen Geschlechtslebens* gebracht (Az. V 87 / 13 / 588A).

Dem langjährigen, höchst erfolgreichen Inhaber einer Muster-Schweinezuchtanlage im niedersächsischen Osterholz wurde zur Last gelegt, daß er über Jahre in aller Öffentlichkeit elementare Gebote sittlichen Verhaltens in grober Weise, wenn nicht gar vorsätzlich mißachtet habe.

Was veranlaßte nun die Richter der V. Kammer des Bundesgerichtshofs zu dieser doch schwerwiegenden Feststellung?

Der Sachverhalt ist relativ einfach, die juristische Bewertung desselben so klar und einleuchtend, wie man es sich als einfacher Staatsbürger nur wünschen kann.

Unzucht unter Menschen ist bereits seit Jahrhunderten klar definiert; es handelt sich einfach um sog. *sündhafte geschlechtliche Handlungen.* Das leuchtet ein. Aber wie ist das bei Tieren? Dank hochqualifizierter Bundesrichter wissen wir das nunmehr.

Auch bei Tieren, insbesondere, wenn sie, wie im genannten Fall, massenhaft auftreten, gelten juristisch die gleichen Maßstäbe von Sitte und Anstand wie bei Menschen. Verboten sind also, weil hier sowohl das gesunde *menschliche* als auch *tierische Volksempfinden* erheblich verletzt werden, folgende tierische Handlungen:

– Begattungsakte in der Nähe von Kirchen oder gar in Anwesenheit von Kindern und Jugendlichen bis zu 18 Jahren,

- Unzucht mit anderen Schweinen, die von einem abhängig sind,
- geschlechtliches Treiben zwischen Ebern, insbesondere in der Öffentlichkeit (hier ist sogar der Tatbestand der schweren U. erfüllt),
- Unzucht mit anderen Tieren wie Schafen, insbesondere dann, wenn sie davon nichts wissen wollen.

Ergänzend sei noch hinzugefügt, daß natürlich auch das Inverkehrbringen von Schriften, Abbildungen und Darstellungen, die ein oder mehrere Schweine in eindeutiger Haltung zeigen, ebenfalls unter das Verbot der tierischen U. fällt.

Nur eine Lücke hat der Gesetzgeber gelassen: Da auch bei Menschen der außereheliche Geschlechtsverkehr nicht untersagt ist, wurde Landwirt Heinrich K. die Tatsache, daß er in seiner Schweinezucht das Prinzip der Monogamie (Mein Koben bleibt sauber!) nicht durchsetzen konnte, nicht erschwerend zur Last gelegt.

Bleibt anzumerken: Wenn bereits auf tierischem Niveau so hohe juristische Maßstäbe sexuellen Verhaltens angesetzt werden, wird man vom Menschen mit seiner wesentlich höheren Intelligenz und Bildung die freiwillige Einhaltung solcher Normen stillschweigend voraussetzen dürfen.

Verbalorgasmus (Vo)

Umfangreiche Untersuchungen an männlichen und weiblichen Sprechorganen haben überraschenderweise gezeigt, daß durch stoßweises Entweichen von Worten oder Wortfetzen ein solcher Erregungszustand eintreten kann, daß er – wenn auch nur für Momente – zu einem Zustand der Bewußtlosigkeit führt. Dies allerdings nur bei *partnerschaftlichem Wortwechsel*, wobei gemischtgeschlechtliche Wortgefechte noch am ehesten Vo-Zustände herbeiführen können.

Entscheidend für das Auftreten von Vo ist
- das Geschlecht der Wortwechsler,
- ihr Alter sowie
- Form und Intensität der verwendeten Worte.

Hinsichtlich des Geschlechts ergeben sich bei Mann und Frau höchst unterschiedliche *Erregungskurven*. Während beim Mann insbesondere bei sog. Kriegs- und Vaterlandsreden, aber auch bei explosiven Stammtischgesprächen sehr schnell starke Erregungszustände im Rachen auftreten können, die jedoch relativ rasch wieder abklingen, sieht bei Frauen die Sache ganz anders aus.

Bei diesen steigt nämlich die durch Wortausstoß erzeugte innere Erregung nur sehr langsam an, bis dann nach längerer Zeit der gleiche am Stimmbandzittern erkennbare Erregungszustand eintritt wie beim Mann.

Das Alter spielt beim Erreichen von Vo eine wesentliche Rolle. Es ist nicht – wie früher fälschlicherweise angenommen wurde – das jugendliche Alter, das zu Vo neigt, sondern in der

Tat eher die Phase der frühen Reife, etwa ab dem 30. Lebensjahr. So haben berühmte Vo-Kranke, wie z. B. die beiden Spitzenpolitiker Adolf H. und sein Werbechef Joseph G., die schönsten Krankheitssymptome bis hin zum Luftmangel bei Großveranstaltungen erst im vierten Lebensjahrzehnt erreicht.

Bei der Wortform ist entscheidend, daß Vo überwiegend bei Wortgebilden auftritt, die den gesamten Hals-Rachen-Raum und dabei insbesondere das hocherregbare Zäpfchen dermaßen kitzeln, daß eine Entladung des Ganzen unvermeidbar wird. Besonders Vo-verdächtig sind dabei Wortgebilde, die relativ lange im Mund verweilen, um dann stoßartig auszutreten. Als eines unzähliger Beispiele sei hier das Wortgebilde «tiefste Überzeugung» genannt, welches gerade bei Politikern bei zu häufigem Gebrauch fast automatisch zu Vo-Zuständen führt.

Es ist übrigens ein weitverbreiteter Irrglaube, daß Frauen für befriedigende Vo-Zustände besonders lange und kräftige Worte benötigen. Tatsache ist, daß auch kleine, gerade unscheinbare Wörtchen bei geschicktem Durchlauf des Kehlkopfes das gleiche Unheil anrichten können wie große und starke.

Vo kann für den Erkrankten selbst sehr befriedigend sein, stellt aber in aller Regel eine erhebliche Störung der Umwelt dar. Der typische Vo-Infizierte zeigt nämlich die überaus starke Neigung, permanent für ihn angenehme Wortgebilde auszustoßen, was Zuhörer auf die Dauer in erhebliche Aggressionszustände versetzen kann.

Die Heilungschancen stehen bei diesem Krankheitsbild ohnehin sehr schlecht bis auf einige bisher bekannt gewordene Fälle spontaner Selbstheilung, die darauf zurückzuführen sind, daß dem Erkrankten ganze Worte oder große Wortfetzen im Hals steckengeblieben sind, so daß die Erregung beim Wortentweichen nachhaltig gestört wurde.

Verreizung (Vz)

Bei einem Überangebot reizender Eindrücke (etwa leicht-gekleidete Damen oder knackige Männerpopos) kann es zu einer Überreizung kommen. Diese ist sehr leicht am Auskugeln beider Augäpfel bei gleichzeitigem Anstieg des gesamten Blutdrucks zu erkennen.

Wenn nun ein Körperteil nicht zuviel, sondern falsch gereizt wird, kommt es zu dem bedauernswerten Zustand der Verreizung oder *sexuellen Zerrung*.

Das beliebteste Symptom der Vz ist bei Frauen im Oberkörperbereich die sog. Reizbrust, die spätestens nach vierstündigem Streicheln durch extreme Oberweitenfans auftritt.

Bei Männern tritt Vz der unteren Aktivzonen z. B. bei unerfahrenen Partnerinnen auf, die – statt sensibler Streichbewegungen – es immer wieder mit anatomisch höchst bedenklichem Knotenknüpfen versuchen.

Gegen Vz hilft im Vorfeld sexueller Handlungen zunächst natürlich Aufklärung und nochmals Aufklärung. Man sollte in möglichst deutlichen Worten dem Partner oder der Partnerin erklären, daß es neben Lustschreien auch Schmerzensschreie gibt, die eine sofortige Einstellung aller Kampfhandlungen zur Folge haben sollten.

Ist das Vermeidbare dann doch eingetreten, hilft vor allem *Kühlung* in jeglicher nur denkbaren Form. Man sollte aus falsch verstandener Scham nicht davor zurückschrecken, in echten Notfällen auch Eiswürfel in Unterhosen oder BHs zu werfen.

Vor dem Einsatz von *Kühlsprays* im Intimbereich sollte jedoch die Gebrauchsanweisung genau studiert werden, um unabsehbare Folgen einer anschließenden Auftauung auf ein Minimum zu reduzieren.

Ist beim Mann zur Linderung einer akuten Vz alles gut vereist, sollte sich allerdings die Partnerin Zeit für eine sog. «Eskimo-Nummer» nehmen, bevor sie auftauende Maßnahmen einleitet. Schließlich hat man nicht jeden Tag Gelegenheit, Eis am Stiel auch völlig kalorienfrei zu genießen.

Selbstverständlich haben Sie dieses Buch...

...nur aus Versehen in die Hand bekommen. Ratschläge *dazu* haben *Sie* nicht nötig, und außerdem spricht man nicht darüber! Sie sprechen lieber über das, worüber alle reden – stimmt's? Dürfen wir Ihnen daher zum Thema Geld den siebzigsten eindeutigen Ratschlag geben:

Pfandbrief und Kommunalobligation

Meistgekaufte deutsche Wertpapiere - hoher Zinsertrag - bei allen Banken und Sparkassen

Verbriefte Sicherheit

Vibromanie (Vm)

Die starke Verbreitung sog. *Massagestäbe*, die bekanntermaßen eine äußerst lustspendende, batteriebetriebene Wirkung haben, hat leider auch ihre Schattenseiten. Immer mehr ahnungslose Allgemeinmediziner werden als Folge haltlosen Gebrauchs dieser Vibratoren mit einem völlig neuen Krankheitsbild konfrontiert – der Vibromanie.

Der wohl bekannteste Fall dieser Sexualverirrung ist Herbert G., der auf dem Operationstisch den behandelnden Chirurgen bat, den in seinem Gesäß verschwundenen Vibrator nicht zu entfernen, sondern lediglich die Batterien zu wechseln.

Aber auch beim weiblichen Geschlecht kann es zu bedauerlichen, ja sogar *suchtartigen Abhängigkeitsverhältnissen* vom geliebten «Summi» kommen, was sich auf das übrige Sexualgebaren äußerst negativ auswirkt.

Immer wieder berichten entnervte Männer, daß sie von ihrer Partnerin des Bettes verwiesen wurden, nachdem sie weder hinsichtlich der Dauer ihrer Bemühungen noch ihres Summtons die maschinellen Werte auch nur annähernd erreichen konnten, von der stufenlosen Dreigangschaltung ganz zu schweigen.

Besonders tragisch wird das Krankheitsbild, wenn z. B. vibromane Frauen nachts unter Gewaltanwendung in nachbarliche Wohnungen einbrechen, weil ihnen die Batterien ausgegangen sind (1,5-Volt-Babyzellen übrigens).

Und schließlich sei nicht verschwiegen, daß gerade in dünnwandigen Neubauwohnungen das dauernde nächtliche Gesumme von den Nachbarn auch als *Lärmbelästigung* empfunden werden kann.

Gegen Batterieausfall helfen Netzgeräte, gegen Lärmbelästigung der Umzug von vibromanen Patienten in Einflugschneisen großer Verkehrsflughäfen.

Gegen die Erkrankung selbst gibt es bisher leider noch kein wirksames Mittel. Bleibt zu hoffen, daß mit Übergabe der vibratorproduzierenden Industrie in Hongkong an Rotchina die dortigen Fertigungsanlagen einer sinnvolleren Nutzung zugeführt werden, wobei der Bau militärischer Rüstungsgüter für die Volksbefreiungsarmee (z. B. Minimarschflugkörper) natürlich besonders naheliegt.

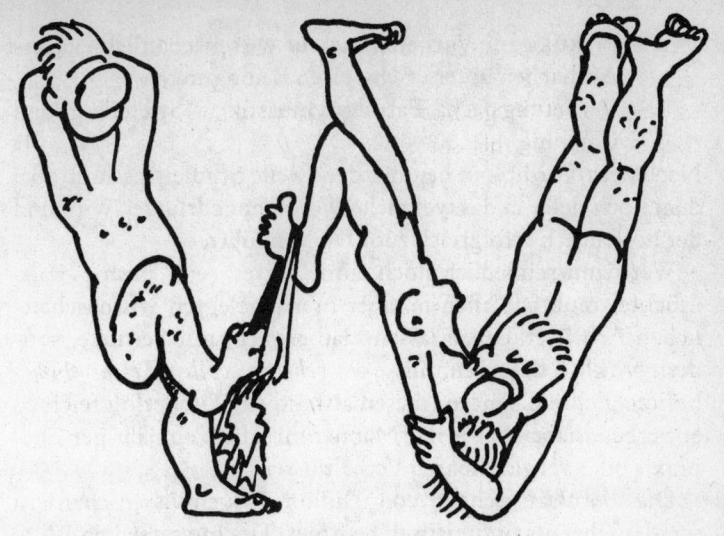

Weiber, Studium der

Wie bereits in einem überaus bekannten Song der Operette «Die
lustige Witwe» ausgeführt, soll das Studium der Weiber (wissenschaftlich exakt: des weiblichen Geschlechts) äußerst schwer
sein. Die immerhin schon 1905 von dem bekannten Sexualmu-
siker Franz Lehár getroffene Feststellung hat auch heute noch
ihre Gültigkeit.

Um so dankbarer können wir der Westdeutschen Rekto-
renkonferenz sein, die mit einstimmigem Beschluß die Errich-
tung eines Studiengangs zum *Diplom-Frauenkundler* an einer
der renommiertesten deutschen Universitäten beschlossen
hat.

Der bereits vorliegende Studiengang läßt jeden wissenshung-
rigen Liebhaber des weiblichen Geschlechts aufhorchen!

Im Grundstudium während der ersten vier Semester werden
Grundtatsachen weiblichen Wesens in leicht verständlicher und
doch praxisnaher Form vermittelt. Hier einige Beispiele für
Pflichtfächer während dieses Studienabschnitts:

– Hauptseminar: Weiblicher Ausdruck – Übungen zum
  Ablesen geheimer Wünsche

- Praktika zur Vorbereitung auf wissenschaftlich exaktes Anmachen unter erschwerten Bedingungen
- Vertiefungsfach: Partnergymnastik – Stretching und Catching

Nach dem Vordiplom beginnt der zweite Studienabschnitt, bei dem noch tiefer in das weibliche Wesen eingedrungen wird und der hoffentlich erfolgreich zum Diplom führt.

Wer dann schließlich noch zum Dr. rer. fem. promovieren möchte, muß natürlich in einer breitangelegten wissenschaftlichen Arbeit erkennen lassen, daß er nicht nur vertiefte, sondern wirklich tiefe Kenntnisse des *geheimnisvollen Wesens «Frau»* besitzt. Echte Chancen, diesen attraktiven Titel erfolgreich zu erwerben, haben daher nur Männer mit über zehnjähriger Ehepraxis oder vergleichbaren Verhältnissen.

Die Berufsaussichten von Diplom-Frauenwissenschaftlern werden überaus optimistisch beurteilt. Das Interesse von Wirtschaft und Verwaltung ist bereits jetzt schon sehr groß, obwohl der erste Diplomand in frühestens vier Jahren zu erwarten ist.

Zum beruflichen Einsatz dieser einschlägigen Jungakademiker nun ein Beispiel. Führende deutsche Miederwarenhersteller erwarten gerade im Bereich Dessous-Marketing von praxisnah ausgebildeten Fachwissenschaftlern wesentliche Impulse für Design und Verkauf.

So darf man sich nicht wundern, wenn demnächst in den derzeit noch weitgehend männerfeindlichen Miederwarenfachgeschäften junge dynamische Doktoren der Frauenkunde fachmännische Beratung bieten, wie es eben nur direkt Betroffene tun können. Daß dann schnell einige traditionell weibliche Rüstungen (Marke Feldbraun) nicht mehr nachgefragt werden, darf auf den überaus positiven Einfluß der jungen Wissenschaftler zurückgeführt werden.

Die starke Nachfrage männlicher Abiturienten nach dieser neuen Studienrichtung hat inzwischen andere Hochschulen mit weitgehend beschäftigungslosem Hochschulpersonal auf den Plan gerufen. So verwundert es nicht, daß gerade eine so traditionsreiche Universität wie Heidelberg die Einrichtung eines Studiengangs *«Vergleichende Männerwissenschaften»* für weibliche

Studienanfänger plant, bei dem nicht nur vertiefte Kenntnisse des männlichen Inneren erworben werden können, sondern natürlich auch ein akademischer Grad (Dipl. hom. com.), auf den jeder wissenschaftlich interessierte Mann demnächst bei der Partnersuche wird achten müssen.

Weichmacher

Leider kommt es häufig vor, daß Angehörige des männlichen Geschlechts durch übermäßigen Wunsch nach sexuellen Aktivitäten das seelische Gleichgewicht ihrer Partnerinnen oder gar Ehefrauen stören.

Wenn sie sich z. B. samstags abends kulturellen Genüssen am Fernsehgerät hingeben möchte, beginnt er – statt Bier und Salzgebäck zu sich zu nehmen, was ungemein beruhigt – mit irgendwelchen Fummeleien.

Oder gar in der Küche – dort verleiten einige für die Speisezubereitung notwendigen Bückbewegungen der Köchin ihn zu unmäßigem Herumgegrapsche an küchenunüblichen Stellen.

Noch schlimmer – er kehrt von einer längeren Geschäftsreise nach Hause zurück und hat nichts Besseres zu tun, als seine vom Besuch des Hausfreundes erschöpfte Gattin unterleiblich zu belästigen.

Ursache solcher typisch männlicher Belästigungen sind fehlgeleitete Lustgefühle, die sich in Verhärtungen im männlichen Intimbereich bemerkbar machen. Doch glücklicherweise gibt es probate Mittel gegen solch unmäßiges Treiben – nämlich die über Generationen von sexbedrohten Frauen perfektionierten Weichmacher.

Wie bemerkte dazu die berühmte Emanzipationsideologin Emma P. ganz richtig: «Nur die vorbehaltlose und gründliche Zerstörung männlichen Potenzgehabes schafft uns jenen Freiraum, den wir Frauen brauchen, um zu uns selbst zu finden.»

Für wirklich emanzipierte Frauen im o. g. Sinne oder solche, die es werden wollen, nennen wir nun die fünf wichtigsten

«Weichmacher», die selbst den *übermütigsten Potenzprotz* das Fürchten lehren:

1. Sobald er zu fummeln beginnt, erheben Sie sich blitzartig und schalten die gesamte Decken- und Wandbeleuchtung ein, das macht die meisten Männer ängstlich, von einigen Beleuchtungserotikern einmal abgesehen.

2. Kommen Sie wie zufällig mit Ihrer brennenden Zigarette an seine fummelnden Finger; wenn das nichts bringt, beißen Sie einfach mal rein. Sie werden sehen, das hilft!

3. Sagen Sie ihm einige Nettigkeiten wie z. B. «Heute hast du aber einen starken Mundgeruch», «Dein Bart kratzt heute wie der Teufel» oder «Deine Freundin hat aber ein ziemlich billiges Parfum».

4. Wenn er sich bereits in hitzigem Zustand befindet, öffnen Sie doch einfach mal die Fenster, das wirkt besonders in kalten Winternächten Wunder.

5. Legen Sie sich für die Abwehr männlichen Potenzgehabes ein paar Jeans und eine Bluse zu, bei denen Sie Knopflöcher und Reißverschluß einfach zunähen. Die Erfahrung zeigt, daß nach einer halben Stunde selbst der wildeste Fummler entnervt aufgibt, wenn er bis dahin noch keinen Knopf öffnen konnte.

In ganz hartnäckigen Fällen kann man sich vor männlichen Vergewaltigungsversuchen durch zarte Andeutungen schützen, die immer wieder eine verblüffende Wirkung haben. Sagen Sie doch einfach mal, wenn er gerade mit glutvollen Augen sich über Sie hermacht: «Liebling, du, ich muß dir was sagen, ich hätte eigentlich schon seit einer Woche meine Tage haben müssen!» Solche leicht dahingehauchten persönlichen Botschaften wirken oft viel stärker als jede Zitierung emanzipatorischer Literatur während männlicher Frontalangriffe.

Sollte übrigens Ihr Partner Sie nach Ihrer «Tage-Bemerkung» überglücklich umarmen, handelt es sich höchstwahrscheinlich um einen sog. idealen Ehemann und Vater. Solch seltenen Exemplaren sollte man weitere Qualen ersparen, es ist ohnehin nicht anstrengend, denn diese männliche Spezies ist erfahrungsgemäß schnell erschöpft.

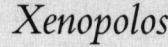

Xenopolos

Xenopolos, altgriechi-
scher Erotiker (369 v. Chr.),
der in seinem göttlichen Ge-
schlechtsepos «Die Nacht der
Aphrodite» uns die altgriechische *Götterwelt* einmal ganz anders – nämlich aus der bettlichen
Perspektive – näherbringt.

Während sich Generationen
von Schülerinnen und
Schülern durch Schmacht-
fetzen wie die «Odys-
see» und die vom
selben Romanautor
stammende «Ilias» mühsam durchquälen müssen, sind die lust-
vollen Werke des Xenopolos fast in Vergessenheit geraten.

Kurz zum Inhalt seines epocheweisenden Standardwerkes
über den olympischen Sexualverkehr.

Auf dem sog. Olymp – einem etwa penthausartigen Ge-
bäude – wohnt eine ziemlich verrottete Sippe, die sich fälschlicherweise als göttlich bezeichnet, was alleine schon auf einen
gewissen Familiendünkel schließen läßt.

Die *Familientragödie* beginnt damit, daß der olle Zeus – das
Oberhaupt dieser maroden Sippe – sich furchtbar darüber auf-
regen muß, daß eine seiner Töchter, eine gewisse Aphrodite,
statt kleine Enkelgötter in die Welt zu setzen, einfach die Pille
nimmt.

Auch Hera, die Gattin des Alten, kann das Mädel nicht von
ihrem Vorhaben abbringen.

Der Familienrat beschließt daraufhin auf Vorschlag von
Schwager Hermes – der die Kinderlosigkeit wie die Pest haßt,
weil er sich am liebsten in Herden bewegt –, die widerspenstige
Aphrodite beim nächsten Familiengelage einfach blau zu machen und sie dann gezielt zu schwängern.

Um aber ganz sicher zu gehen, befragt man noch das berühmte Orakel der Elfi, einer recht geschäftstüchtigen Dame, die um die Ecke wohnt.

Es naht der Tag des Festes: Vetter Pan hat seine südamerikanische Flötenband mitgebracht; Bruder Apollo sorgt für intime Beleuchtung auf dem gesamten Olympiagelände, und schließlich hat der rührige Dyonysos wieder jede Menge gepanschten Wein mitgebracht.

Man hat einen gewagten, aber doch genialen Plan ausgearbeitet, der auch in späteren Jahren der irdischen Bevölkerung manch schönen Nachkommen beschert. Da Aphrodite die Pille immer abends nimmt, soll sie sofort danach total besoffen gemacht werden, bis ihr übel wird, und dann – ja dann soll es passieren.

Zur Bewältigung dieser Aufgabe hat sich Onkel Poseidon freiwillig bereit erklärt, obwohl genau an diesem Abend sein Segelclub Vorstandswahlen hat.

Das Ende der Tragödie ist schnell erzählt. Aphrodite säuft wie ein Loch, und obwohl Dyonysos die schlechteste Weinqualität (Retsina ungeharzt) ausschenkt – ihr wird einfach nicht schlecht. Man versucht es schließlich voll Verzweiflung mit einem echt griechischen Touristenmenü – aber auch das bleibt unerklärlicherweise einfach in ihr drin.

Inzwischen hat sich Poseidon aus lauter Frust – schließlich hätte er an diesem Abend Chancen gehabt, in seinem Segelclub Zeugwart zu werden – so besoffen, daß es ohnehin nichts mehr geworden wäre.

Der nächste Morgen ist schrecklich. Alle haben Migräne, nur Aphrodite – der geht's ausgezeichnet. Schließlich besänftigt Hera ihren ollen Zeus, indem sie ihm erklärt, es gäbe schon genug schräge Typen im Hause, und man könne da auf einen mehr oder weniger ruhig verzichten.

Und so lehrt uns der weise Xenopolos an diesem Beispiel, warum sich die altgriechische Göttersippe nie vermehrt hat. Was unsere geplagten althumanistischen Gymnasiasten natürlich nie lernen. Wie schade!

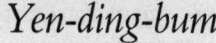

Yen-ding-bum

Die sog. kaiserliche Stellung als Krönung der geschlechtlichen Betätigung im alten China. Um in die jahrtausendealte Tradition geschlechtlicher Akrobatik unserer gelben Brüder und Schwestern eindringen zu können, bedarf es zunächst einiger Sprachübungen. So besitzt der Mann bei normaler Gesundheit viel yang (Zunge auf der Unterlippe rollen), während die Frau über zuviel yin (Zunge hinter der Oberlippe verkanten) verfügt, was sie unbedingt loswerden möchte.

Bereits der erste europäische Entwicklungshelfer, den wir vor mehr als 500 Jahren in das Reich der Mitte beordert hatten, ein gewisser Marco Polo (übrigens auch Erfinder der gleichnamigen Hemden), konnte mit eigenen Augen die sog. *göttliche Nummer* (auch Yeh-hui-hui genannt) erleben, die wir unseren Lesern nicht vorenthalten wollen:

Der Meister begibt sich, nachdem er vorher (am besten während des Urlaubs) die magische Zahl von 3 × 27 Frauen locker geliebt hat, frisch und munter an einen Ort, der von allen Nachbarn leicht einsehbar ist (z. B. belebte Kreuzung, Vorgarten oder Spielplatz).

Sodann darf er drei willige Frauen hinzubitten, denen er zunächst einmal Künstlernamen gibt, die Charakter, Aussehen und Herkunft möglichst anschaulich widerspiegeln sollen, z. B.

- Goldlotus (reiche Besitzerin eines gleichnamigen Rennwagens),
- Duftwolke (intensiv parfümierte Konfektionsgröße 46 aufwärts),
- Morgenblüte (Frühaufsteherin mit Neigung zu Hautrötungen an bestimmten Stellen).

Nun kommt das Entscheidende: Eine der drei Turnierpartnerinnen zieht aus einem Kartenspiel (wir empfehlen für Europäer den Kartensatz nach Meister Tung-hsüan) eine Karte, die die sportliche Übung zeigt.

Die Dame begibt sich sofort in die erforderliche Position, wobei die zuschauenden Nachbarn schiedsrichterlich beurteilen, ob tatsächlich gutes Kartenverständnis vorliegt. In der sportlichen Version können hier Punkte für Haltung, Dynamik und Drehmoment vergeben werden.

Alles Weitere ist ganz einfach, nämlich den sog. Jadestengel der Goldenen Rinne zuzuführen, wobei aus Gründen des kosmischen Gleichgewichts die aktive Mitarbeit der beiden anderen Partnerinnen stark erwünscht ist.

Für den ungeübten Westeuropäer, der sich den altchinesischen Lustübungen unbedarft stellt, sei abschließend noch eine Warnung ausgestoßen: Man gehe nie untrainiert an die Übungen des Meisters Tung heran!

Während bei der Partnerübung «Fliegender Hund des Frühherbstes» schmerzhafte Prellungen bei der Landung auf der Bodenmatte die Folge sein können, ist bei der Übung «Libellen, rückwärts auf Teichoberfläche kreisend» eine Trennung der Partner oft nur mit Hilfe eines guten Hausfreundes schmerzhaft möglich.

Wir raten daher jedem, der sich der *fernöstlichen Liebeskunst* rückhaltlos hingeben möchte:

1. Bei drei und mehr Partnerinnen ist eine juristische Prüfung der Erbschaftsverhältnisse vor Eintritt in die Beziehung unabdingbar!
2. Bei Beteiligung von Verwandten, Bekannten und guten Nachbarn (auch als Zuschauer!) ist ein gewisses Vertrauensverhältnis sicherlich eine nicht unwesentliche Grundlage!
3. Man sollte als Mann grundsätzlich nur solche Kartenspiele (also Liebespositionsanregungen) akzeptieren, denen man sich konditionell gewachsen glaubt, von der Anzahl der Partnerinnen einmal ganz zu schweigen.

Wer diese Regeln beachtet, wird in der altchinesischen Liebeskunst eine Erfüllung finden, die einem schon Schlitze in die Augen treibt.

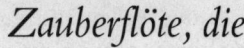

Zauberflöte, die

Einer der erfolgreichsten deutschsprachigen *Softpornos* mit Musik.

Hintergrund der Handlung ist der Kampf zwischen zwei Bordellsyndikaten in einer bekannten westdeutschen Großstadt. Die Besitzerin eines gutgehenden Callgirlringes, die man auch «Königin der Nacht» nennt, möchte gerne die Puffkette eines gewissen Exilgriechen namens Sarastros übernehmen. Besonders dramatisch wird das Ganze durch die Tatsache, daß die bildhübsche Tochter Pamina der Königin der Nacht von der Gegenseite gerade entführt wurde und dort zwangsweise arbeiten muß.

Aber glücklicherweise gibt es einen gewissen Tamino, der einem verarmten baltischen Adelsgeschlecht entsprungen ist und auf der Flucht vor den gottlosen Bolschewiken von drei Mitarbeiterinnen der Königin aufgegriffen wurde. Der Prinz, wie man ihn ab sofort in der Unterwelt nennt, verfügt über eine erstaunliche Zauberflöte, ein in diesen Kreisen üblicher Ausdruck für ein *männliches Körperteil*.

Da die Damen nicht genau wissen, ob er es mit seiner Zauberflöte alleine schaffen wird, die kesse Pamina wieder zurückzuentführen, gibt man ihm noch einen Bodyguard bei mit dem Decknamen Papageno, der bereits beim ersten Zusammentreffen mit Tamino laufend nur von Vögeln spricht oder singt.

Dieser Papageno besitzt übrigens keine Zauberflöte, sondern ein beachtliches Glockenspiel (Symbolik! Symbolik!).

Bei der Suche nach der entführten Callgirlmuttertochter erweist sich der berühmt-berüchtigte Halsschlitzer Monostratos, ein Neger und Mitarbeiter der Gegenseite, als das größte Hindernis, zumal er laufend versucht, die ansehnliche Pamina zu vergewaltigen, obwohl sie ja käuflich zu haben wäre.

Tamino, der alte Balte, schleicht sich unentdeckterweise in einer Außenstelle der Gegenseite (Hotel «Sonnentempel») an Pamina heran und zeigt ihr schamloserweise seine Zauberflöte, worauf diese keinen anderen Mann mehr will. Wenn man bedenkt, daß gerade der flotte Neger Monostratos voll übermütiger Potenz ist, kann man ermessen, was Tamino für ein Instrument haben muß!

Nun passiert etwas, was in Kreisen der Unterwelt durchaus üblich ist. Der olle Sarastros, also der Chef von der Gegenseite, bietet nach Beratung mit seinen Spitzenmanagern Tamino an, er könne sich mit Pamina zusammentun und beide Unternehmen übernehmen, denn er erwarte ohnehin keine Nachkommen mehr. Allerdings müsse er erst ein paar Prüfungen bestehen, um seine Geschäftstüchtigkeit zu beweisen. Tamino willigt gerne ein, zumal die Bolschewiken seine ganzen Ländereien sozialisiert haben.

Aus Gründen der Verschwiegenheit können wir hier nicht alle Prüfungen nennen, aber soviel darf gesagt werden: Die strikte Ablehnung des Angebots von drei Knaben (AIDS-Gefahr!) und einige Übungen der Verschwiegenheit (wie könnte man in diesen Kreisen sonst geschäftlich erfolgreich sein!) kann der Balte als bestanden abhaken. Sein Bodyguard Papageno fällt dagegen wegen unzulässiger Geschwätzigkeit negativ auf und wird daher mit einigen Kalaschnikows probeweise beschossen.

Aber wie so oft: Ende gut – alles gut! Tamino und Pamina übernehmen den ganzen Laden. Der widerwärtige Neger Monostratos wird vorher noch sauber um die Ecke gebracht, und die junge Dame kann sich nun ungestört und alleine an der Zauberflöte ihres Geschäftspartners erfreuen. Auch der leider etwas ungeschickte Papageno bekommt, nachdem er die Kalaschnikows überlebt hat, ein Girl ab.

Der nun schon 200 Jahre dauernde Erfolg dieses Machwerks beruht wahrscheinlich auf der unheimlichen Symbolik des Ganzen. Dramaturgische Versuche, dem Stück einen modernen

Touch zu geben, sind alle gescheitert. So mußte eine Neuinszenierung der Zauberflöte im Schauspiel Bochum, bei der alle männlichen Besucher aufgefordert wurden, nun ihrerseits ihre Zauberflöten zu zeigen, unter Frustrationsrufen der anwesenden Damen nach dem ersten Akt abgebrochen werden.

Alle Stich- und Schlagworte
auf einen Blick

Weiterführende wissenschaftliche Literatur

Wen die Lektüre dieses Sex-Lexikons angeregt hat, noch tiefer in diese interessante Thematik einzudringen, dem sei die folgende wissenschaftliche Literatur empfohlen, die bei den jeweiligen Stichworten zitiert wurde.

Analinsky, A.: Selbstwahrnehmungstraining oder Wie sehe ich tatsächlich aus? Dr. Baierls praktische Bettratgeber, wissenschaftliche Reihe, Heilbronn 1984

Bundesamt, Statistisches: Repräsentativer Mikrozensus des Deutschen Abendverhaltens bei verheirateten Ehepaaren unter besonderer Berücksichtigung des Fernsehkonsums, Reihe C 28, Wiesbaden 1980

Dildo, A.: Die Ersatzbank – Erfahrungen mit Männern, die auf ihren Einsatz warten, Sportsexualwissenschaftliche Fortschritte Bd. 18, hrsg. von der Deutschen Gesellschaft für Bett-Trainingskunde, Köln 1978

Habelmus, G.: Gebückte Verhältnisse – über das dialektische Aufrichten einzelner Glieder bei repressiven gesellschaftlichen Kleinfamilienbedingungen, Kaiser-Wilhelm-Gesellschaft für Förderung der Exakten Wissenschaften, 128, Berlin 1925

Miché-Gode, M.: Reizen – aber richtig, Festschrift zum 50. Gründungstag des Internationalen Zentrums für experimentelle Reizforschung der Vereinten Nationen, Genf 1985

Montanus, P. v.: Liebe und Steinkohle – Das Ruhrgebiet einmal anders gesehen, Verlag Geographische Kleinkunst, Bottrop o. J.

Schniepel, P.: Klaus-Günther Casanovsky – Sein sexuelles Innen- und Außenleben – oder was ihm von seinem Vorfahren blieb, Forschungsbericht der Föderation Europäischer Genitalvererbungskundler, gefördert durch das Bundesministerium für Familie, Gesundheit und Sonstiges, Bonn 1987

Ein letzter Hinweis: Die angegebene Fachliteratur finden Sie in jeder gutsortierten Universitätsbibliothek!

tomate

Eine
Auswahl

Werner Georg Backert
Heiteres Reiselexikon
Von A wie Abreise bis Z wie
Zuhausebleiben (5940)

Gerd Dudenhöffer
„. . . alles geschwätzt!"
Heinz Becker erzählt (5949)

Inge Helm
Haste Töne
Kinder, Komik, Katastrophen (5773)

Jürgen von der Lippe
**In diesem Sinne, Ihr
Hubert Lippenblüter**
Erlebnisse eines Junggesellen (5859)

Jackie Niebisch
Der kleene Punker aus Berlin
(5525)
Die kleenen Punker sind wieder da
(5932)
Die kleine Fußballmannschaft
oder Der Schrecken der Kreisliga
(5526)
**Die Erlebnisse des
kleinen Trampers Jackie**
(5552)
Die kleine Schule der Vampire
(5553)
Rudi Woppers kleine Schwester
(5894)
Bände im Großformat

Jo Pestum (Herausgeber)
Kalle seine Beine
Sportsatiren (5465)

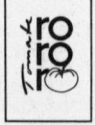

C 2174/5

tomate

Manfred Hausin
Mit dem Wildbrett vorm Kopf
(5607)
Betteln und Hausin verboten!
Alle Sprüche, Aphorismen, Epigramme
(12169)

Elke Heidenreich
Darf's ein bißchen mehr sein?
Else Stratmann wiegt ab (5462)
«Geschnitten oder am Stück?»
Neues von Else Stratmann (5660)
Mit oder ohne Knochen?
Das Letzte von Else Stratmann (5829)

Michael Klaus
Unheimlich offen
Geschichten vom neuen Lebensgefühl
(5511)
Brüder zur Sonne, zur Freiheit
Weitere Geschichten vom neuen
Lebensgefühl (5899)

Eine
Auswahl

A, Marquardt/H. Borlinghaus
Der Frauenarzt von Bischofsbrück
Roman
Band 1 (5449) **Band 2** (5562)
Band 3 (5619) **Band 4** (5672)
Band 5 (5870)

Wolfgang Neuss
Tunix ist besser als arbeitslos
Sprüche eines Überlebenden (5556)

Peter Schmidt
Einmal Sonne und zurück
Reisesatiren (5563)
Von Särgen und nächtlichen Schreien
Makabre Satiren (5778)

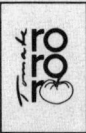
ro
ro
ro

C 2174/5 a

Rowohlt Lesebücher

Das Rowohlt thriller Lesebuch
(rororo 5201)

Das Rowohlt panther Lesebuch
(rororo 5202)

Das Rowohlt Lesebuch der Liebe
(rororo 5203)

Das Rowohlt rotfuchs Lesebuch
(rororo 5204)

Das Rowohlt Lesebuch der neuen frau
(rororo 5205)

Das Rowohlt Grusel Lesebuch
(rororo 5206)

Das Rowohlt Lesebuch der Poesie
(rororo 5207)

Das Rowohlt Schmunzel Lesebuch
(rororo 5209)

Das Rowohlt Lesebuch der Morde
(rororo 5212)

Das Rowohlt Lesebuch der heiteren Familiengeschichten
(rororo 5215)

Das Rowohlt Lesebuch für Mädchen
(rororo 5216)

Das Rowohlt Abenteuer Lesebuch
(rororo 5217)

Das Rowohlt Lesebuch vom lieben Tier
(rororo 5218)

Der Erde eine Stimme geben
(rororo 5219)

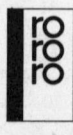

C 2108/6

Kleine Geschenke erhalten die Freundschaft

Herausgegeben von Meike Wolff.

Oh, bin ich glücklich!
Das geheime Buch für Verliebte (5721)

Oh danke, ich mach das schon selbst!
Das Buch für starke Frauen (5722)

Oh, Mann!
Kleine Stärkung für Adams neuen Mut
zum Schwachwerden (5723)

Oh, die Katz ist weg!
Über das aufregende Leben mit eigen-
sinnigen Samtpfoten (5725)

Oh, schon Mittag?
Aufgeweckte Geschichten für Lang-
schläfer und Morgenmuffel (5726)

Oh nein, schon wieder Rot!
Unentbehrliche Begleitlektüre für
leidenschaftliche Autofahrer (5727)

Oh, ist das komisch!
Geschichten und Späße für fröhliche Leute
(5728)

Oh, das tut gut!
Geschichten für Genießer (5729)

Oh, Tor!
Doppelpässe und Abseitsgeschichten für
Fußballer und Fans (5730)

rororo

C 2179/2

Kleine Nachttischbändchen

Eine Auswahl

Chas Addams
Gespensterparade
100 Zeichnungen des Autors.
Gebunden
Schwarze Scherze
Gruselgraphik
100 Seiten Zeichnungen des Autors.
Gebunden

Claire Bretècher
Frühlingserwachen
Zwei Bildergeschichten für frustrierte
Eltern
120 Seiten Comics. Gebunden

Pericle Luigi Giovannetti
Max oder die Tücken des Objekts
40 Bildergeschichten mit Illustrationen
des Autors
120 Seiten. Gebunden

Graham Greene
Heirate nie in Monte Carlo
Ein Flitterwochen-Roman
170 Seiten. Gebunden

Elsa Sophia von Kamphoevener
Liebeslist
Drei alttürkische Erzählungen
120 Seiten. Gebunden

Kurt Kusenberg
Lob des Bettes
Eine klinophile Anthologie. Mit vielen
Bettgeschichten und schönen
Bettgedichten
240 Seiten. Gebunden

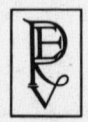

C 2148/2

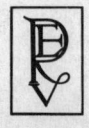

C 2148/2 a